Fühl dich wohl!

Christian Neumeir

Reflexzonen-massage

Wohlbefinden und neue Energie für jeden Tag

compact via

Außerdem erhältlich:
Bauch, Beine, Po – Work-out für die schlanke Linie
Heilfasten – Für mehr Gesundheit und Energie
Massage – Entspannung für Körper und Geist
Pilates – Für mehr Fitness, Beweglichkeit und eine gute Figur
Yoga – Energie und Entspannung für jeden Tag
Fatburner – Leicht und gesund genießen
Laufen – Schlank und fit durch gesundes Training
Rückentraining – Sanft die Wirbelsäule stärken
Training mit dem Gymnastikband – Für mehr Beweglichkeit und eine straffe Figur

compact via ist ein Imprint der Compact Verlag GmbH

Text: Christian Neumeir
Chefredaktion: Evelyn Boos
Redaktion: Lea Hoy
Produktion: Johannes Buchmann
Titelabbildung: Gettyimages / Dorling Kindersley
Layout: ekh Werbeagentur GbR
Umschlaggestaltung: ekh Werbeagentur GbR

ISBN 978-3-8174-8560-4
381748560/1

Besuchen Sie uns im Internet: www.compact-via.de

Inhalt

Einfach wohlfühlen!

Wer gesund und fit ist, fühlt sich einfach wohl. Zu einer bewussten Lebensweise gehört eine ausgewogene Ernährung genauso wie ein effektives Sportprogramm. Die gute Nachricht: Das ist gar nicht so schwer! Wichtig ist nur, dass Sie eine Sportart und ein Ernährungskonzept gefunden haben, die zu Ihnen passen. So macht Fitness nämlich Spaß. Und ein aktives Leben bedeutet mehr Wohlbefinden und Lebensfreude.

Ihr persönlicher Sportclub Mrs. Sporty (Mitbegründerin Tennis-Profi Stefanie Graf) und die compact-via-Buchreihe „Fühl dich wohl!“ weisen Ihnen den Weg zu einem aktiven und gesunden Lebensstil. Mit sanftem, individuellem Training und einem ausgewogenen Ernährungsprogramm erreichen Sie Ihr persönliches Ziel – und das ohne großen Aufwand. Das bestätigen auch 100.000 andere Frauen in Deutschland, Österreich, Frankreich und der Schweiz, die in ihrem persönlichen Mrs. Sporty Club Tag für Tag ihre Gesundheit verbessern.

Das Mrs.-Sporty-Konzept basiert auf einem 30-Minuten-Training und ist die optimale Kombination aus vielfältigen Kräftigungs- und Konditionsübungen. Schon zwei bis drei Mrs.-Sporty-Trainingseinheiten pro Woche genügen, um nachweisliche Effekte zu erzielen. Denn das Training aktiviert in kurzer Zeit alle wichtigen Muskelgruppen und sorgt dafür, dass der eigene Energieverbrauch steigt sowie das Herz-Kreislauf-System gestärkt wird. Das Ganzkörpertraining besteht aus fünf wichtigen Phasen: Aufwärmen, Kräftigungsübungen und Konditionstraining, Abkühlen und Dehnen. Zur kompetenten Beratung stehen Ihnen in allen Mrs. Sporty Clubs Spezialisten für Sport und Gesundheit zur Seite. Dieses Mrs.-Sporty-Trainingsprogramm können Sie mit den in der compact-via-Reihe „Fühl dich wohl!“ vorgestellten sanften Wohlfühlthemen optimal ausbauen.

Mrs. Sporty unterstützt alle sportlichen Aktivitäten, die Sie auch zu Hause ausüben können. Wie das einfach und nachhaltig gelingt, erfahren Sie im vorliegenden Buch. Hier erhalten Sie zunächst grundlegende Informationen und wertvolles Hintergrundwissen. Darauf folgt ein ausführlicher Praxisteil mit illustrierten Anleitungen: leicht verständlich beschrieben und für Einsteiger geeignet.

Für mehr Wohlbefinden und Gesundheit

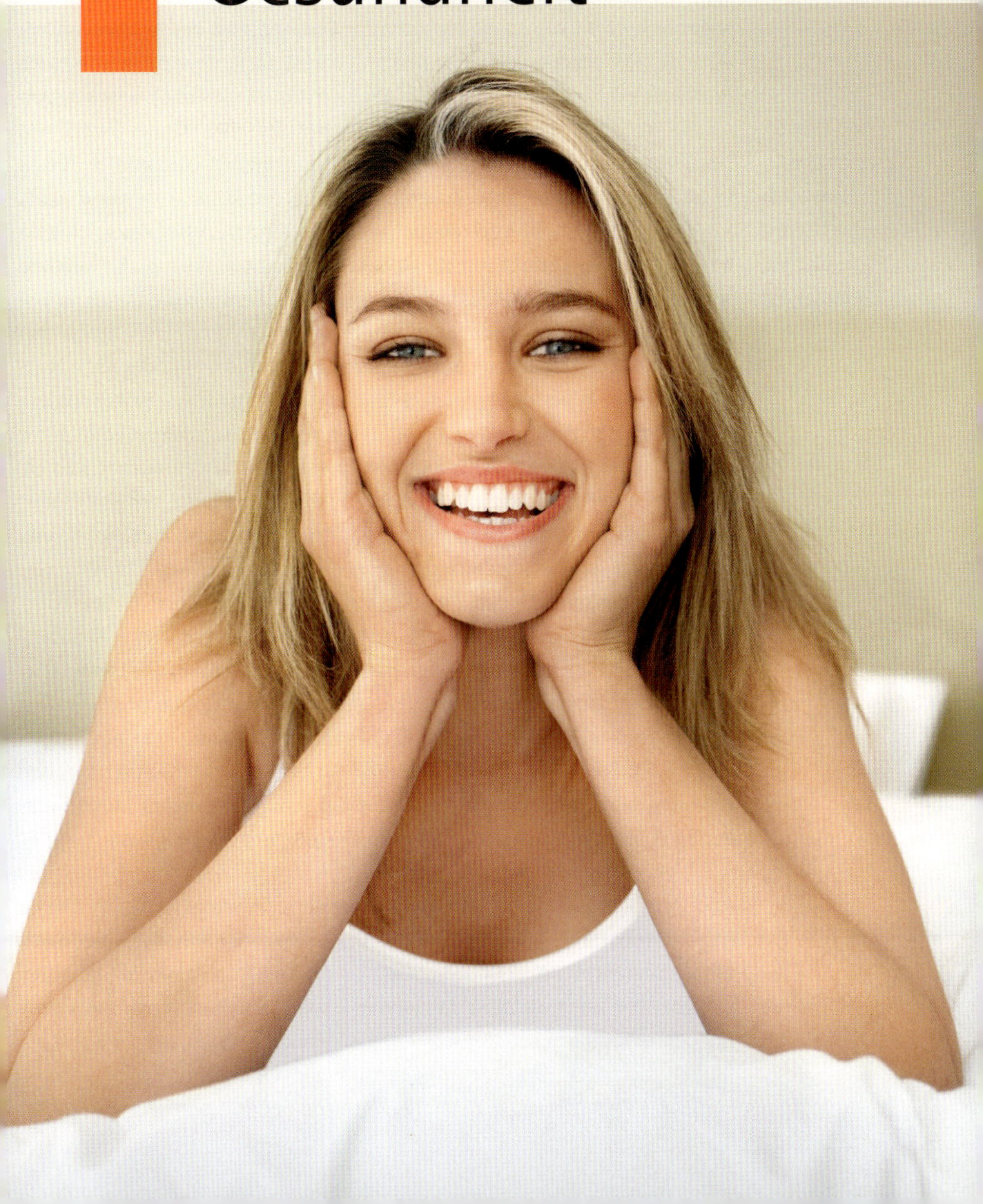

Reflexzonenmassage – die Kraft der bewussten Berührung

Ihre Hände: das einfachste, aber auch gleichzeitig das flexibelste Werkzeug!

Im Grunde ist es etwas sehr Intimes: einen anderen Menschen zu berühren, ihn bewusst anzufassen und körperlichen Kontakt herzustellen. Diese Form der ganz besonderen Kommunikation ist vielen Menschen in der heutigen Zeit leider weitgehend fremd geworden. Dabei ist es genau dieser Austausch, bei dem sich zwei Menschen berühren, der sehr wohltuend ist und sogar heilend wirken kann. Die intensive Berührung ist das Instrument, mit dem die Reflexzonenmassage arbeitet. Sie ist dadurch eine sehr einfach anzuwendende Behandlungsform. Gleichzeitig ist sie umso wirkungsvoller. Sie tragen Ihr Handwerkszeug immer bei sich: Ihre Hände. Sie können bei der Reflexzonenmassage alleine mit Ihren Händen eine andere Person in einen sehr angenehmen Zustand versetzen, Sie können sie verwöhnen. Vielleicht möchten Sie auch einmal mit Ihrem Kind in dieser Weise Kontakt aufnehmen? Sie können mit der Reflexzonenmassage aber auch Krankheiten feststellen und behandeln. Sie bringen die Lebensenergie wieder in den richtigen Fluss und können vorhandene Blockaden lösen. Sie können aber auch mithilfe der Reflexzonenmassage – z. B. Ihre Partnerin oder Ihren Partner – einfach liebevoll berühren und somit einem anderen Menschen Ihre Zuneigung auf eine ganz besondere Weise schenken. Ebenso können Sie sich sogar selbst behandeln: Zur wohltuenden Entspannung nach einem anstrengenden Tag, um zu sich selbst zu finden oder auch, um Ihre eigene Lebensenergie und Ihre Selbstheilungskräfte wieder bewusst zu aktivieren.

Ein Kleinkind nimmt seine Umwelt am ehesten über seine Hände wahr. Dies geschieht auf eine ganz selbstverständliche und natürliche Art. Ganz intuitiv stellt es mit seinen kleinen Händen die Verbindung zur Umwelt her und be*greift* damit das Leben. Diese erste Form der Kontaktaufnahme ist dem Menschen sicherlich angeboren. Bei der Reflexzonenmassage verhält es sich ähnlich: Über Ihre Hände nehmen Sie bewusst Kontakt auf und erfühlen dabei, an welchen Stellen Sie bei Ihrem Gegenüber kleine Reize setzen sollten, um dadurch positive Veränderungen zu bewirken.

Aber keine Angst: Sie brauchen nicht Hunderte von verschiedenen Massagegriffen perfekt zu beherrschen, um die Reflexzonenmassage auszuüben. Es gibt sicherlich einige Grundregeln und ein paar Punkte, die Sie beachten sollten. Aber wenn Sie diese wenigen Faktoren berücksichtigen, dann kann es auch schon losgehen. Sie können die Reflexzonenmassage zu jeder Zeit und an fast jedem Ort durchführen. Sie brauchen – außer Ihren Händen – keinerlei Hilfsmittel dazu. Auch das Kleinkind benutzt seine Hände in jeder

Situation einfach zum Greifen, ohne zunächst einmal ein dickes Lehrbuch darüber gelesen zu haben. Diese Tatsache macht die Reflexzonenmassage zu einer genialen Behandlungsmethode: ihre Einfachheit.

Die Reflexzonenmassage stellt eine wunderbare Möglichkeit dar, Ihr Wohlbefinden Tag für Tag spürbar zu fördern. Sie wird aber auch gleichzeitig als alternativmedizinische Behandlungsmethode immer häufiger von Heilpraktikern und weiteren Therapeuten eingesetzt. Man spricht dabei von der sogenannten Reflexzonentherapie. Ergänzend ist diese Methode auch mit jeder weiteren durchgeführten Behandlungsform kombinierbar. Ganz egal, ob bei Ihnen eher der Wohlfühlgedanke im Vordergrund steht, oder ob Sie die Reflexzonenmassage vielleicht als Therapieform bei sich oder bei anderen Menschen ausüben möchten, letztlich ist die Reflexzonenmassage immer eine sehr wunderbare Form der bewussten Berührung.

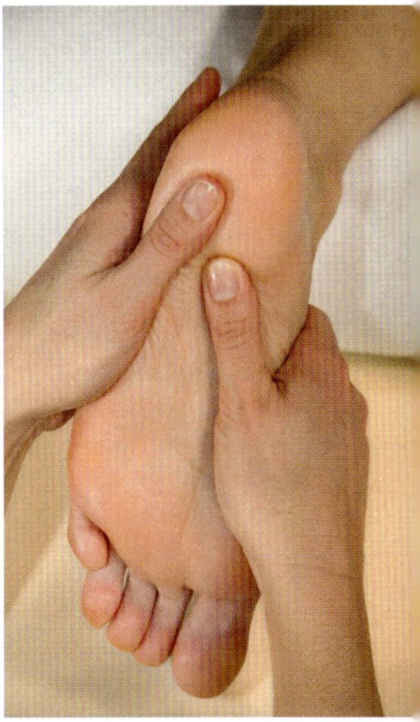

Die Reflexzonenmassage: So alt wie die Menschheit selbst?

Vermutlich stammt der Begriff „Massage“ aus dem Arabischen und kann am ehesten in etwa mit den Wörtern „betasten“ oder „berühren“ übersetzt werden. Dass die reine Massage der Menschheit schon seit jeher bekannt war, ist wahrscheinlich nicht verwunderlich. Aber wie sieht es mit der Reflexzonenmassage aus? Ist diese Form der Massage eine Erfindung unserer Zeit? Oder gar ein ultramoderner Lifestyle-Trend? Oder entstand sie vielleicht bereits im Mittelalter? Die Antwort darauf lautet: Die Wurzeln dieser Behandlungsmethode reichen ca. vier bis fünf Jahrtausende zurück. Manche Quellen sprechen sogar von der ältesten Behandlungsform der Menschheit – was angesichts der natürlichen Verwendung unserer Hände durchaus möglich sein könnte.

Im Laufe der Geschichte tauchen immer wieder Zeugnisse der Reflexzonenmassage auf. Und das Erstaunliche dabei ist: Diese Behandlungsform entwickelte sich in etwa gleichzeitig an verschiedenen Orten. Die ältesten Überlieferungen stammen dabei sowohl aus Indien und China als auch aus dem antiken Ägypten. In einem Grabmal eines ägyptischen Arztes fand man sogar ein Wandgemälde aus der Zeit von 2300 v. Chr., auf dem die Durchführung der Reflexzonenmassage an Füßen und Händen dargestellt ist. Eine schriftliche Überlieferung aus China dokumentiert das Wirken eines Arztes des Gelben Kaisers (um ca. 2600 v. Chr.), der mit Fußmassagen andere Menschen behandelte. Der Name des Arztes: Yu Fu, was übersetzt soviel wie „Fußheiler“ bedeuten soll.

Einige Zeit später dann, bei den Indianern Nordamerikas sowie bei den Mayas und den Inkas, war die Fußreflexzonenmassage ebenfalls bekannt. Hier wurde sie von den Schamanen und Medizinmännern in erster Linie zur Schmerzbekämpfung durchgeführt. Im europäischen Mittelalter wurde die Fußreflexzonenmassage erstmals von zwei Ärzten um 1582 n. Chr. nachweislich erwähnt. Bereits ein Jahrhundert davor bezeichnete der bekannte Anatom, Maler und Ingenieur Leonardo da Vinci (1452–1519) den menschlichen Fuß als „meisterhafte Konstruktion und ein Kunstwerk".

Das Wissen um die Verbindungen zwischen Körperoberfläche und inneren Organen ist sehr alt.

Die Reflexzonenmassage, so wie sie heute bekannt ist, entwickelte sich allerdings erst in jüngerer Zeit. Zunächst machte der amerikanische HNO-Arzt William H. Fitzgerald eine bahnbrechende Entdeckung: Indem er an den Fingern seiner Patienten bestimmte Punkte sanft drückte, konnte er dadurch Schmerzen verringern. Dieses Vorgehen verdankte Fitzgerald indianischen Schamanen, deren Überlieferungen er sammelte und schriftlich zusammenfasste. Nach und nach erforschte er weiter die Hintergründe dazu und fand somit schließlich heraus, dass bestimmte Stellen der Körperoberfläche offensichtlich mit anderen Körperbereichen und sogar mit inneren Organen in Verbindung stehen. Er bezeichnete diese Methode 1917 als sogenannte Zonentherapie.

Als dann das Wissen über die Zonen der Körperoberfläche von Amerika nach Europa schwappte, verbreitete es sich zunächst gleichzeitig in England und in Deutschland, um dann schließlich wiederum weltweite Anwendung zu finden. Im deutschsprachigen Raum war es hauptsächlich der Verdienst von Hanne Marquardt, ursprünglich Krankenschwester, später dann Masseurin, Atemtherapeutin und Heilpraktikerin, dass die Reflexzonenmassage bekannt wurde. Sie griff die Zonentherapie 1958 auf, entwickelte sie ständig weiter und errichtete europaweit Lehrstätten, in denen sie Ausbildungen in Reflexzonenmassage und -therapie durchführte. Im Jahre 2008 konnte sie auf insgesamt 50 Jahre Reflexzonenmassage zurückblicken.

Darüber hinaus ist seit den letzten beiden Jahrzehnten eine Weiterentwicklung der Reflexzonenmassage zu beobachten: Besonders in der Sportphysiologie und in der rehabilitativen Medizin wird inzwischen vermehrt eine spezielle Form der Reflexzonenmassage angewandt. Ausschließlich durch Therapeuten und Ärzte ausgeübt, werden hierbei bestimmte Reflexzonen aktiviert, die auf bestimmte Muskeln und Nervenverläufe einwirken. Eine sehr interessante Entwicklung im therapeutischen Bereich, von der in Zukunft sicherlich noch zu hören sein wird.

TIPP

Machen Sie eigene Erfahrungen

Bevor Sie die Reflexzonenmassage an einem anderen Menschen durchführen: Gönnen Sie sich selbst zunächst einmal eine Massage für Ihre eigenen Füße! Kennen Sie jemanden, der die Reflexzonenmassage beherrscht? Dann nichts wie hin! Machen Sie eigene Erfahrungen und spüren Sie am eigenen Körper, wie wohltuend und heilsam eine Reflexzonenmassage sein kann. Die positiven Wirkungen selbst zu spüren, sind eine wichtige Voraussetzung, damit Sie dieses wunderbare Gefühl auch an andere Menschen weitergeben können.

Was die Reflexzonenmassage bewirkt

Haben Sie vielleicht schon einmal Ihren Hausarzt nach seiner Meinung zur Reflexzonenmassage gefragt? Falls ja, dann wissen Sie wahrscheinlich bereits, wie die Schulmedizin über diese Methode denkt: in den meisten Fällen leider sehr ablehnend! Die Kritik der Wissenschaft an vielen alternativen oder naturheilkundlichen Heilmethoden richtet sich überwiegend auf einen wichtigen Faktor – die Ergebnisse dieser natürlichen Methoden sind unter wissenschaftlichen Versuchsbedingungen nicht abrufbar, nicht empirisch belegbar. Und sie sind dadurch nicht nachweisbar. Gleich vorweg: Die Schulmedizin hat mit diesen Aussagen durchaus recht! Denn die Reflexzonenmassage ist mit unserem derzeitigen Wissensstand (noch) nicht erklärbar. Sicher ist bekannt, wie der menschliche Körper im Einzelnen aufgebaut ist, wie die anatomischen Strukturen genauestens aussehen, welche Nervenverläufe, Lymphgefäße und Blutbahnen durch den Körper ziehen. Allerdings ist mit diesem Wissen noch nicht endgültig erklärbar, *warum* die Reflexzonenmassage wirkt. Die genauen Zusammenhänge zwischen bestimmten Gebieten auf der Körperoberfläche und inneren Organen konnten bisher noch nicht befriedigend geklärt werden. Somit steht sehr wohl fest, dass die Reflexzonenmassage sehr viel bewirkt. Es ist aber eben noch nicht bekannt, *warum* sie in vielen Fällen erstaunliche Wirkungen zeigt (s. S. 54 ff.).

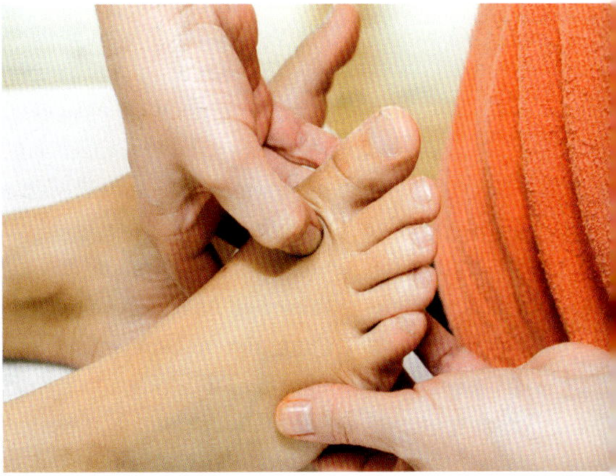

INFO

Auch hier spielt Geld eine Rolle

Die mangelnde Akzeptanz durch die Schulmedizin hat leider die Auswirkung, dass die Krankenkassen die Kosten für eine Reflexzonenmassage nicht übernehmen. Allerdings lässt sich in letzter Zeit eine besondere Entwicklung erkennen: Hatte früher die Schulmedizin diese Therapieform i. d. R. noch ignoriert oder im besten Falle belächelt, so bekommt sie inzwischen auch von immer mehr Ärzten Anerkennung als ergänzende Heilmethode. Die Reflexzonenmassage findet heute immer mehr Anwendung als sogenannte IGeL-Leistung (individuelle Gesundheitsleistung), die Ärzte ihren selbstzahlenden Patienten anbieten.

Warum sollten sich die Schulmedizin und die alternative oder naturheilkundliche Medizin nicht annähern? Für die Patienten wäre es sicher sehr hilfreich, Vorteile aus beiden Richtungen ziehen zu können, und dadurch sanfter und gleichzeitig effektiver zur Gesundheit zurückfinden zu können.

Wissenschaftliche Forschungsergebnisse

Die positive Wirkung der Reflexzonenmassage ist wissenschaftlich nachgewiesen.

Warum die Reflexzonenmassage inzwischen auch von der Schulmedizin immer mehr als wirkungsvolle Behandlungsmethode wahrgenommen wird, liegt vermutlich an einigen positiven Forschungsergebnissen. In den letzten beiden Jahrzehnten wurden einige kleinere wissenschaftliche Studien durchgeführt, die durchweg eine umfassende positive Wirkung der Reflexzonenmassage aufzeigen konnten. In den einzelnen Versuchsanordnungen wurden dabei Patienten z. B. mit Kopfschmerzen, mit Asthma bronchiale oder mit Abnutzungserscheinungen des Bewegungsapparates, oder auch Patientinnen mit prämenstruellem Syndrom wissenschaftlich begleitet. Alle diese Personen kamen dabei in den Genuss der Reflexzonenmassage ohne Anwendung von weiteren Medikamenten. Gleichzeitig wurden Daten von Vergleichsgruppen mit weiteren Patienten ausgewertet. Die Patienten dieser Vergleichsgruppen wurden nicht mit Reflexzonenmassage, sondern ausschließlich mit gängigen Standardmedikamenten oder sogar mit Placebosubstanzen behandelt. Das Ergebnis war erstaunlich: In allen diesen Studien trat durch die Anwendung der Reflexzonenmassage ein wesentlich höherer Behandlungserfolg auf als bei den Vergleichsgruppen. Außerdem konnte in weiteren Studien sogar eine positive Beeinflussung der Schmerzintensität bei verschiedenen Erkrankungen nachgewiesen werden. Es spricht – sogar aus Sicht der Wissenschaft – einiges dafür, diese einfache, aber umso wirkungsvollere Methode, anzuwenden.

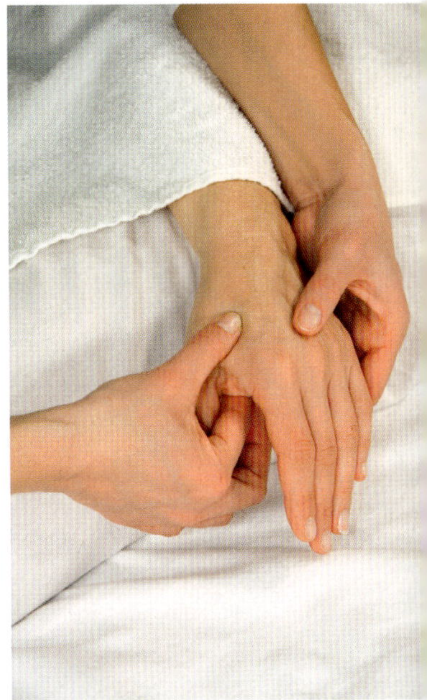

Dass die Reflexzonenmassage wirkt, haben Sie bereits gesehen. *Warum* Sie wirkt, darüber ist sich die Wissenschaft nicht einig. Hierüber werden Sie im nächsten Kapitel noch Genaueres erfahren. Und *welche Wirkungen* die Reflexzonenmassage zeigt, sehen Sie jetzt.

Die Reflexzonenmassage als ganzheitliche Methode

Der Begriff „ganzheitlich" ist inzwischen schon so etwas wie ein allgegenwärtiges Schlagwort in der naturheilkundlichen Behandlung geworden. Aber was bedeutet dieses Wort wirklich? Man bezeichnet eine Heilmethode als ganzheitlich, wenn sie den Menschen als Ganzes sieht. Gerade die Schulmedizin betrachtet in manchen Fällen vielleicht eher einzelne Symptome oder z.B. ein einzelnes Organ. In der ursprünglichen asiatischen Vorstellung sind jedoch die einzelnen Organe des Menschen nicht getrennt voneinander zu sehen. Jeder Bereich des Menschen, jede einzelne Zelle und jedes Organ ist auf irgendeine Weise miteinander verknüpft. Das Einzelne ist immer Teil des Ganzen und das Ganze spiegelt sich in jedem einzelnen kleinen Teil wider. Dies ist die Auffassung der Naturheilkunde. Und auch die einzelnen Ebenen des Menschen – Körper, Geist und Seele oder Psyche – ergeben ein zusammenhängendes Ganzes. Keine dieser Ebenen kann unabhängig von den anderen Bereichen funktionieren. Fasst man die Ganzheitlichkeit noch ein Stückchen weiter, so müsste man in diese Definition auch noch weitere Faktoren aufnehmen, die den Menschen als Ganzes ausmachen: die Lebensumstände, die prägenden Situationen, positive und schädliche Einflüsse, soziale Kontakte und vieles mehr. All diese einzelnen Faktoren innerhalb und außerhalb eines Menschen werden durch eine ganzheitliche Therapiemethode berücksichtigt.

Auch hier gilt: Wie oben so auch unten bzw. wie im Äußeren so auch im Inneren.

Wie kann es nun sein, dass die Reflexzonenmassage ganzheitlich wirkt, wenn nur z.B. die Füße bearbeitet werden? Die Antwort darauf lässt sich mit einem speziellen Umstand erklären: Die Reflexzonenmassage aktiviert Ihre eigene Lebensenergie. Und die Lebensenergie wirkt natürlich immer ganzheitlich auf alle einzelnen Bereiche des Lebens, egal ob körperlich, geistig, seelisch/psychisch oder auf äußere Umstände. Das Ziel einer ganzheitlichen Behandlung ist es, dass der Organismus sich aus eigener Kraft wieder regenerieren und heilen kann. Von außen kann nur der Impuls dazu gegeben werden. Gemäß der Überlieferung des Arztes Hippokrates, der gesagt haben soll: „Der Arzt behandelt, die Natur heilt."

INFO

Einzelne Wirkungen der Reflexzonenmassage

Mithilfe der Reflexzonenmassage können Sie:

- *auf eine natürliche Weise die Lebensenergie aktivieren*
- *vorhandene Blockaden lösen*
- *Ausgleich und Harmonie herstellen*
- *jede schulmedizinische oder naturheilkundliche Therapie ergänzen und unterstützen*
- *Krankheiten wirkungsvoll vorbeugen*
- *Störungen und Krankheiten bereits in sehr frühen Stadien diagnostizieren*
- *sehr viele einzelne akute und chronische Krankheiten behandeln*
- *die zu massierende Person in einen sehr angenehmen Entspannungszustand versetzen*
- *einem anderen Menschen besondere Zuwendung schenken*
- *die Selbstheilungskräfte des Organismus in Gang bringen*
- *das Wohlbefinden bei sich selbst oder bei einem anderen Menschen auf eine ganz einfache und natürliche Weise hervorrufen*

Welche körperlichen Veränderungen bewirkt die Reflexzonenmassage?

Wenn man die Wirkungen der Reflexzonenmassage rein auf der körperlichen Ebene noch etwas genauer betrachtet, dann kann man viele verschiedene Wirkungsweisen unterscheiden. So konnte z.B. festgestellt werden, dass sich die Blutgefäße des Körpers durch die Massage optimal erweitern und sich somit die Blutversorgung jedes einzelnen Organs wesentlich verbessert. Dieser Vorgang bedeutet für den Körper gleichzeitig, dass dadurch die Sauerstoffversorgung der inneren Organe oder z.B. des Gehirns erhöht wird. Dies ist für den gesamten Organismus mit mehr Energie und Lebenskraft gleichzusetzen. Zusätzlich dazu können die verschiedenen Anteile des Immunsystems wesentlich besser und schneller dorthin gelangen, wo sie gerade gebraucht werden. Unser Abwehrsystem profitiert dadurch sehr von der Reflexzonenmassage. Und immer, wenn sich der Blutfluss erhöht, dann bedeutet dies auch gleichzeitig einen verbesserten Abtransport von sogenannten Stoffwechselendprodukten und somit eine erhöhte Entgiftungsfunktion. Solche Stoffwechselendprodukte sind z.B. Schlackenstoffe oder Giftstoffe oder einfach Substanzen, die im Rahmen des normalen Stoffwechsels anfallen und z.B. über die Nieren aus dem Körper ausgeschieden werden. Die Entsorgung dieser Stoffe funktioniert natürlich umso besser, je ungehinderter das Blut in den Blutgefäßen fließen kann.

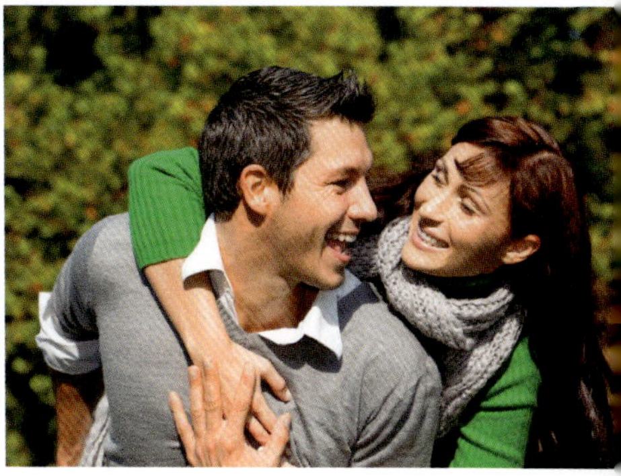

Sie werden später noch sehen, dass sich an der Oberfläche z. B. der Füße ein verkleinertes, aber perfektes Abbild des menschlichen Körpers befindet. Jedes einzelne Organ wird an den Füßen widergespiegelt. Auch wenn der genaue Zusammenhang noch nicht endgültig erforscht ist, können Sie durch Druck auf die einzelnen Reflexzonen ganz direkt positiven Einfluss nehmen auf jedes einzelne innere Organ und können es – je nach Erfordernis – entweder anregen oder auch beruhigen. Dies ist eine sehr wertvolle Möglichkeit, auf die jeweilige Organtätigkeit steuernd einwirken zu können. Dadurch können Sie auch ganz gezielt verschiedene Krankheiten feststellen, behandeln und lindern.

TIPP

Wenn eine Erkältung im Anmarsch ist

Vielleicht kennen Sie diesen unangenehmen Zustand: Sie spüren, wie sich gerade eine Erkältung anbahnt. Sie fühlen sich müde, angeschlagen, Ihre Glieder schmerzen und der Kopf dröhnt. Darüber hinaus nimmt nun stetig der Druck in Ihren Stirnhöhlen zu, die Nase läuft und Sie denken: „Nicht schon wieder!" Allerdings haben Sie nun sprichwörtlich eine sehr wirkungsvolle Behandlungsmethode an der Hand*: die Reflexzonenmassage. Sie können sich selbst massieren, um die Anzeichen der akuten Erkrankung zu lindern. Außerdem können Sie nach Abklingen der Krankheitserscheinungen auch Ihr Immunsystem als Prophylaxemaßnahme aktivieren, damit Ihr Körper zukünftig vor solchen Angriffen wirkungsvoll geschützt ist.*

Aber nicht nur die einzelnen Organe lassen sich steuern und kontrollieren, auch einzelne Abschnitte unseres Bewegungsapparates, wie z. B. die Wirbelsäule, sind über die Reflexzonen an der Körperoberfläche abgebildet. Auch hier können Sie zur Erhöhung des Wohlbefindens, aber auch direkt bei Erkrankungen und/oder Schmerzen, angenehm einwirken.

Kann die Reflexzonenmassage auch auf die geistige oder seelische Ebene Einfluss nehmen?

Wenn Sie mit der Reflexzonenmassage arbeiten möchten, werden Sie häufig auch die Erfahrung machen, dass Sie zum einen vorhandene Störungen oder Symptome gezielt behandeln können. Zum anderen werden Sie aber auch feststellen, dass der Erkrankte mit Ihrer Hilfe einen Weg findet, um

z. B. die Hintergründe einer Krankheit zu verstehen. Vielleicht tauchen in ihm Erkenntnisse auf, welchen Vorteil evtl. eine Krankheit besitzt. Dies mag zunächst einmal sehr paradox klingen. Oft besteht allerdings bei vielen Erkrankungen solch ein unbewusster Vorteil für den Patienten. Die Medizin nennt diesen Sachverhalt „sekundären Krankheitsgewinn". So könnte es z. B. sein, dass der Erkrankte mehr Zuneigung durch seine Umwelt erfährt. In den meisten Fällen läuft dieser Prozess vom Patienten selbst unbemerkt auf der Ebene des Unterbewusstseins ab.

Jede Krankheit hat einen Sinn – auch wenn dieser nicht sofort erkennbar ist.

Oder vielleicht fragt sich ein Patient: „Warum muss ausgerechnet mir das passieren?" Viele Theorien der Naturheilkunde gehen davon aus, dass es auch bei den Krankheiten keine Zufälle gibt und dass der Betroffene die jeweilige Krankheit braucht, um einen vorhandenen Mangel in einem anderen Bereich auszugleichen. Die typische Frage des Arztes „Was fehlt Ihnen denn?" lässt solch eine Verbindung noch erahnen. Oft stößt eine Behandlung wie die Reflexzonenmassage solche Erkenntnisprozesse im Menschen an, auch wenn dies eher unspektakulär und auf einer unbewussten Ebene abläuft. Der Betroffene kann dadurch „seine" Krankheit zunächst einmal akzeptieren, und sich dadurch anschließend auf den Weg zu mehr Lebensqualität und Heilung begeben.

Neben diesen unbewussten Hintergründen kennt die Reflexzonenmassage auch andere seelische/geistige Bereiche, die durch diese Behandlung positiv verändert werden können. Allein auf dem Gebiet der Entspannung, zur Erhöhung des Wohlbefindens und auch beim Thema Stressbewältigung vollbringt die Reflexzonenmassage sehr wertvolle Dienste.

Psychische Erkrankungen spielen in unserer Zivilisation eine immer größere Rolle. Daneben gibt es heute eine Vielzahl von unterschiedlichen psychosomatischen Erkrankungen. Der Zusammenhang zwischen Psyche und Körper wird inzwischen der Wissenschaft immer klarer. Und hier liegt eine weitere Domäne der Reflexzonenmassage. Auch hier sind die Wirkmechanismen noch nicht vollständig geklärt. Aber die vielfältigen Erfahrungen mit der Reflexzonenmassage haben deutlich gezeigt, dass Sie auf Erscheinungen wie z. B. Reizblase, Reizdarmsyndrom, Hauterkrankungen und psychosomatische Herz-Kreislauf-Erkrankungen ebenso positiv einwirken können, wie z. B. auf nervöse Störungen, Angsterkrankungen und weitere psychische Krankheiten.

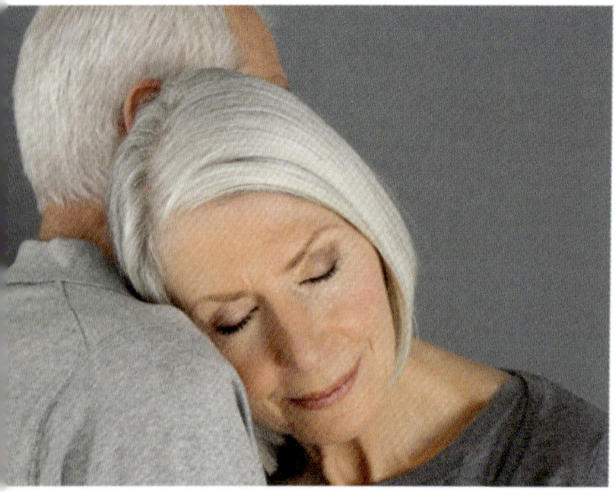

Neben den Füßen gibt es ähnliche Reflexzonen an den Händen und sogar auch an den Ohren. In den nachfolgenden Kapiteln werden Sie hierüber noch mehr erfahren. Über diese Reflexzonen ist es möglich, auf die Gefühlsebene und sogar auf die kognitiven und geistigen Fähigkeiten des Menschen positiven Einfluss zu nehmen. Intuition, geistige Klarheit, Kreativität, Ausdrucksvermögen, Gedächtnisleistung, sprachliche Eigenschaften, aber auch Willensstärke, Konzentration und Lernbereitschaft können dadurch gezielt gefördert werden.

Wie Sie bereits gesehen haben, handelt es sich bei der Reflexzonenmassage um eine ganzheitliche Methode. Es werden also der Körper, der Geist und die Seele als Ganzheit behandelt. Viele Bereiche des Organismus sind in vielfältiger Weise miteinander verknüpft. Somit können diese oben genannten Bereiche nicht grundlegend getrennt werden. Wenn Sie eine Reflexzonenmassage durchführen, um z.B. bei Ihrem Kind die Konzentration bei den Hausaufgaben zu erhöhen, dann wird ein weiterer Effekt sein, dass sich Ihr Kind auch körperlich entspannt, seine Organfunktionen harmonisiert und viele andere Bereiche gleichzeitig angesprochen werden. Und genau das sind einige von zahlreichen Hintergründen, die die Reflexzonenmassage so wertvoll machen.

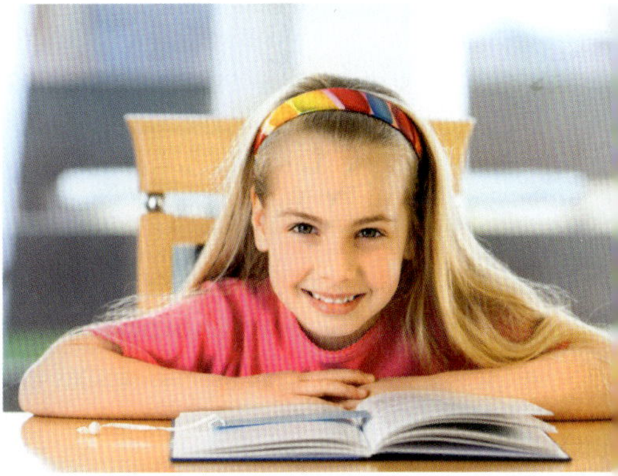

Reflexzonen – schulmedizinische Nervenbahnen oder fernöstliche Meridiane?

Im Laufe der Weiterentwicklung der Reflexzonenmassage wurde sehr häufig versucht, die vorhandenen Zusammenhänge zwischen einem Reiz an der Hautoberfläche und einer Reaktion an einem entfernten Organ zu erforschen. Wissenschaftler aus unterschiedlichen Fachrichtungen beschäftigten sich immer wieder mit diesem Phänomen und versuchten, es zu erklären. Man wollte dem Mechanismus auf den Grund gehen, den man bei der Anwendung der Reflexzonenmassage so deutlich beobachten kann. Heute sind inzwischen einzelne Erklärungsversuche und Theorien bekannt, die teilweise sinnvoll erscheinen, z.T. aus heutiger Sicht allerdings als widerlegt gelten müssen. Und wie schon erwähnt: Gelöst ist das Rätsel um die Zusammenhänge immer noch nicht, so sehr sich die Wissenschaft auch darum bemüht.

Sie erreichen durch die Reflexzonenmassage Körper, Geist und auch Emotionen.

Theorie Nr. 1: Ablagerungen im Gewebe werden wegmassiert

Dieser Ansatz geht davon aus, dass bei der Reflexzonenmassage, z.B. am Fuß, durch die mechanische Aktivierung des Gewebes verschiedene Ablagerungen bearbeitet werden. Bei diesen könnte es sich z.B. um Schlackenstoffe, Giftstoffe, auskristallisierte und eingelagerte Abfallstoffe des Körpers, entzündliche Substanzen oder um sonstiges Material handeln. Durch den Druck und die Bewegung von außen während der Massage, werden diese Substanzen aus dem Gewebe gelöst und können über den Blutweg und die Lymphbahnen aufgenommen und auf diesem Weg besser abtransportiert werden.

Dieser Vorgang erscheint durchaus logisch und auch aus medizinischer Sicht im Grunde vertretbar. Man kann sich sicherlich vorstellen, dass dieser Prozess, z.B. im massierten Fuß, auf diese Weise abläuft. Allerdings ist mit dieser Theorie nicht erklärbar, warum genau dieser Vorgang in einem weit entfernten Organ heilsame Veränderungen bewirkt, so wie es eben bei der Reflexzonenmassage der Fall ist!

Theorie Nr. 2: Es handelt sich um einen körperlichen Reflex

Was genau verbindet die Körperoberfläche mit unseren inneren Organen?

Der Körper ist bis ins Kleinste mit feinen Nervenbahnen durchzogen. Jeder Winkel des Körpers wird über verschiedene Nerven gesteuert. Nervenbahnen bilden die Verbindung zwischen dem Gehirn und z.B. einem Muskel. Über diese Nervenbahnen gelangt das Signal vom Gehirn zum Muskel, damit dieser weiß, wann und in welcher Weise er sich bewegen soll. Diese Nervenbahnen werden „motorische Nerven" genannt. Unsere Haut ist daneben mit weiteren Nervenenden durchzogen. Sie leiten verschiedene Sinneseindrücke (z.B. Tastempfindungen, wenn Sie über eine weiche Decke streichen oder auch die warmen Sonnenstrahlen als Temperaturreize oder – wie bei der Reflexzonenmassage – Druckreize) an das Gehirn zur Verarbeitung weiter. Diese Nervenbahnen werden als „sensible Nerven" bezeichnet. Daneben gibt es noch eine dritte Nervenleitung: Vom Gehirn zieht ein Nervenstrang hin zu jedem einzelnen Organ. Somit weiß z.B. der Magen, wann und wie stark er sich bewegen soll, um die aufgenommene Nahrung zu durchmischen. Dies sind sogenannte „vegetative Nerven". Jede dieser drei Nervenleitungen führt vom Gehirn zum jeweiligen Ausführungsort über das Rückenmark.

Das Rückenmark ist dabei vergleichbar mit einer Autobahn, auf der sehr viele verschiedene Reize in zwei verschiedene Richtungen gleichzeitig weitergeleitet werden. Bei einem Reflex führt nun der Weg eines Reizes über

Heilsam oder natürlich?
Das Barfußlaufen – natürlich heilsam!

Vielleicht ist Ihnen dieses besondere Gefühl noch aus Ihrer Kindheit vertraut: Sie laufen barfuß über weiches Gras, das sanft Ihre Füße streichelt, und nehmen unbewusst wahr, wie frischer Morgentau feuchte Spuren an Ihren Fußsohlen hinterlässt, die bald schon in der warmen Sonne trocknen – ein gesundes Gefühl. Nicht umsonst werden die Füße in Asien als zweites Herz bezeichnet.

Wirkungen von Barfußlaufen

Was oft für ein Kind ganz selbstverständlich ist, hat sich darüber hinaus als wirklich gesund und kräftigend erwiesen. Barfußlaufen wirkt auf verschiedene Bereiche des Organismus:

- Es stärkt die Immunabwehr.
- Es kräftigt die Füße, das Bindegewebe, die Muskeln und Gelenke.
- Es erhöht die Durchblutung und ebenso die Blutzufuhr von den Beinen zum Herzen zurück.
- Es hilft, Stress auf gesunde Weise zu bewältigen.
- Es unterstützt die Konzentration und Aufmerksamkeit.
- Es hilft, um auf dem Boden zu bleiben.
- Und: Es fördert einfach die Gesundheit Ihrer Füße.

Inzwischen gibt es sogar speziell angelegte Parks, in denen Sie auf unterschiedlichen Materialien das Barfußlaufen trainieren können. Aber auch Zuhause können Sie mit etwas Kreativität einen Barfußparcours aufbauen. Nicht nur Kinder werden daran ihre helle Freude haben. Wie fühlt es sich z. B. an, über kleine Kieselsteine zu wandern? Oder über frisches samtiges Moos? Sicherlich ganz anders, als wenn Sie über kurzes Stroh laufen oder auch über weiches Laub.

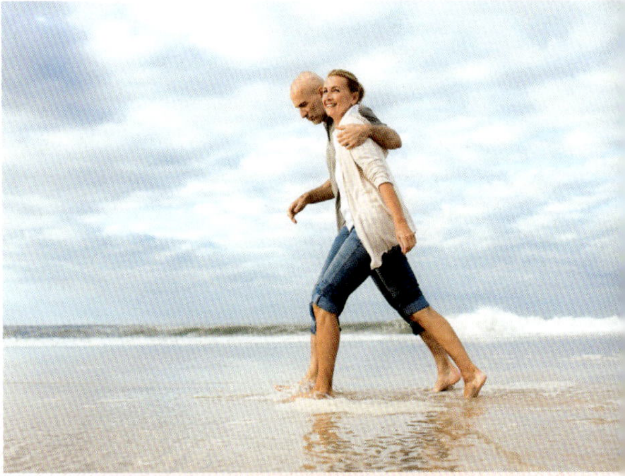

Bereits Sebastian Kneipp empfahl verschiedene Formen des Barfußgehens, so z. B. das Schneegehen, das bekannte Wassertreten oder auch das morgendliche Tautreten. Durch die dadurch entstehende Abhärtung soll dies vor Erkältungen schützen.

folgende Stationen: Zunächst wird ein Reiz an einer bestimmten Körperstelle ausgelöst. Als typisches Beispiel kann dabei der Kniesehnenreflex dienen: Ein leichtes Beklopfen der Sehne unterhalb der Kniescheibe ist in diesem Fall der Auslösereiz. Dieser Reiz wird über die oben genannten sensiblen Nervenbahnen aufgenommen und zum Rückenmark weitergeleitet. Normalerweise würde vom Rückenmark ein Reiz anschließend direkt an das Gehirn weitergeleitet werden. Und genau das ist bei einem Reflex nicht der Fall! Das Rückenmark schickt sozusagen diesen ankommenden Reiz auf der Autobahn umgehend wieder zurück. Und zwar wiederum über Nervenbahnen zu demjenigen Muskel, der für den Kniesehnenreflex zuständig ist. Das Ergebnis ist dabei dann z.B. das leichte Ausschlagen des Unterschenkels. Somit könnte man einen Reflex als Reaktion des Körpers auf einen vorhandenen Reiz bezeichnen, wobei die Reaktion nicht vom Gehirn, sondern vom Rückenmark ausgelöst wird.

INFO

Wer hat's erfunden?

Übrigens soll die Bezeichnung „Reflexzonentherapie" von dem russischen Neurologen Wladimir Bechterew (1857–1927) stammen. Bechterew war zu seiner Zeit führender Mediziner im Bereich der Reflexe. Vermutlich erklärte er zur damaligen Zeit die Wirkungsweise der Reflexzonenmassage über eine reflexartige Verbindung. Allerdings gilt diese Erklärung heute als überholt.

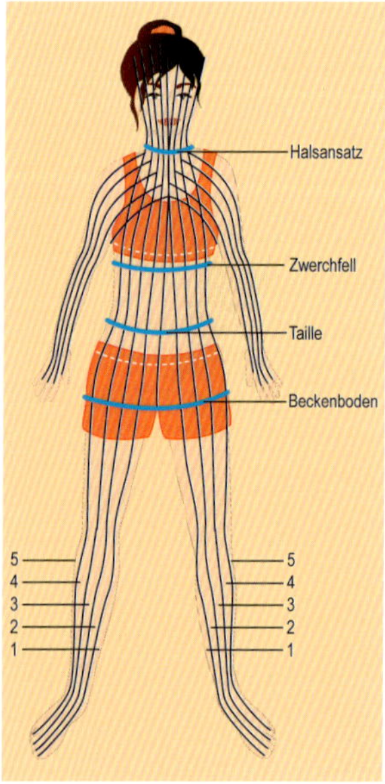

Vielleicht fragen Sie sich nun, was dieser rein medizinische Hintergrund mit der *Reflex*zonenmassage zu tun hat? Die Antwort lautet – zumindest aus heutiger Sicht: rein gar nichts! Die Bezeichnung Reflexzonenmassage könnte diesen Zusammenhang zwar vermuten lassen, aber ein Reflex im anatomischen Sinne kann die Wirkungsweise der Reflexzonenmassage nicht erklären, da hierdurch keinerlei Reflexe ausgelöst werden. Somit ist auch diese einleuchtende Erklärung leider widerlegt.

Theorie Nr. 3: Liegt es vielleicht doch an den Nervenverläufen?

Zwischen 1861 und 1940 lebte in London ein Arzt, ebenfalls ein Neurologe: Sir Henry Head. Dieser entdeckte bei seinen Patienten einen besonderen Umstand: Menschen, die an einem bestimmten Organ erkrankt waren, wiesen auffällig oft eine gesteigerte Berührungsempfindlichkeit und ein erhöhtes Schmerzempfinden an bestimmten Stellen der Hautoberfläche auf. Durch diesen Zusammenhang lassen sich z. B. die typischen Schmerzausstrahlungen in den linken Arm bei einem akuten Herzinfarkt erklären, die zwar nicht grundsätzlich auftreten müssen, zumindest aber häufig festzustellen sind. Der Grund für diese Erscheinung liegt in gemeinsamen Nervenverläufen von sensiblen Nerven und vegetativen Nervenverläufen innerhalb des Rückenmarks – anatomische Strukturen, die Sie weiter oben bereits kennengelernt haben. Nach Sir Henry Head wurden diese Hautbezirke Head'sche Zonen genannt. Sir Head kartografisierte die Körperoberfläche systematisch nach und nach und erstellte dadurch praktische Landkarten, die alle inneren Organe auf der Körperoberfläche abbilden. Diese Karten bilden heute noch die Grundlage für die Reflexzonenmassage.

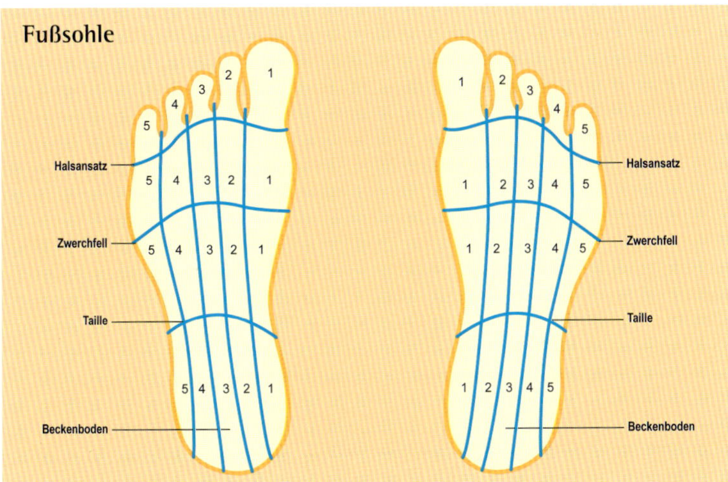

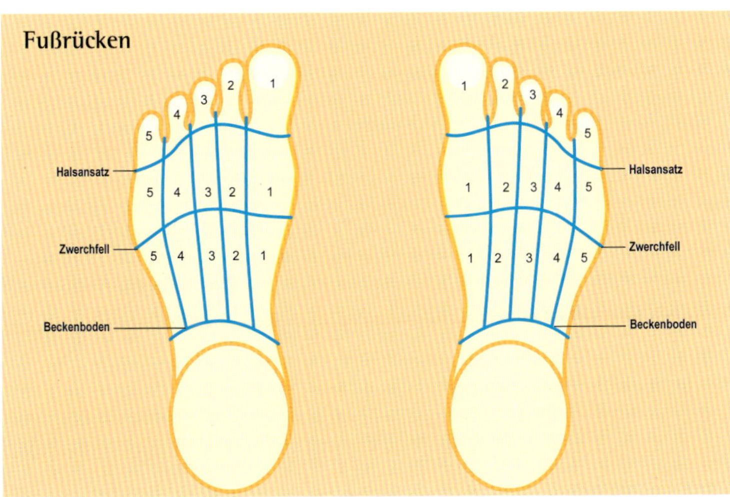

Nach und nach entstanden somit genaue Landkarten der Körperoberfläche.

Trotz allem ist es noch nicht so recht erwiesen, ob die Wirkungen der Reflexzonenmassage wirklich auf die Head'schen Zonen zurückzuführen sind. Ein definitiver Beweis dafür konnte bisher noch nicht erbracht werden. Allerdings konnte ebenso wenig bewiesen werden, dass die Wirkung *nicht* durch die Head-Zonen zustande kommt. Vielleicht weiß die Wissenschaft in den nächsten Jahren bereits etwas mehr darüber.

Theorie Nr. 4: Unsichtbare Energiebahnen durchziehen den Körper!

Zugegeben: Die Vorstellung, dass es unabhängig von Nervenbahnen, Lymphgefäßen und Blutwegen zusätzliche Verbindungen zwischen einzelnen Körperbereichen gibt, erscheint auf den ersten Blick zunächst doch etwas abwegig. Zumal solche Strukturen bisher noch nicht gefunden werden konnten. Aber trotzdem: Diese Theorie scheint derzeit der am ehesten akzeptierte Erklärungsansatz der Reflexzonenmassage zu sein! Und wenn Sie gedanklich das Wort Energiebahnen mit dem Begriff Meridiane ersetzen, dann wird Ihnen vielleicht einiges schon etwas klarer und auch verständlicher.

Sollte der menschliche Körper tatsächlich mit unsichtbaren Energiebahnen durchzogen sein?

Meridiane kennt man aus dem Bereich der Akupunktur und Akupressur. Diese Therapiemethoden stellen – ebenso wie die Reflexzonenmassage – einen jahrtausendealten Behandlungsschatz dar. Allerdings lassen sich auch die Meridiane mit unseren modernen Methoden nicht nachweisen. Sie wurden rein von den gesammelten Erfahrungen der östlichen Medizin abgeleitet und immer weiter systematisiert.

Solche Energiebahnen breiten sich über verschiedene Verläufe über den gesamten Körper aus und beginnen an bestimmten Punkten, wie z.B. an Füßen, Händen und Ohren. Werden diese Punkte von außen stimuliert, dann kommt es zu einem Energiefluss, der über diese Meridiane bis hin zu einem inneren Organ reichen kann und dort eine entsprechende Reaktion bewirkt.

Nach fernöstlicher Auffassung dienen Meridiane als Kanäle, in denen die Lebensenergie des Menschen fließen kann. Durch verschiedene Ursachen kann der Fluss der Lebensenergie blockiert sein. In anderen Fällen dagegen besteht in bestimmten Bereichen des Körpers ein Zuviel an dieser Energie. Indem der Behandler nun bei der Reflexzonenmassage diesen Energiefluss entweder anregt oder auch zurücknimmt, kann sich ein heilender Ausgleich der Lebensenergie bilden, der letztendlich zur Heilung des Menschen führen kann.

INFO

Ist die Reflexzonenmassage im Grunde eine andere Art von Akupressur?

Auch wenn viele Gemeinsamkeiten zwischen diesen beiden Therapieformen vorhanden sind: Es gibt einige wesentliche Unterschiede. Die Lehre von der Akupunktur und Akupressur geht davon aus, dass die oben genannten Punkte an der Hautoberfläche, an denen die Meridiane beginnen, sehr klein und genau abgegrenzt vorhanden sind. Somit kann eine positive Wirkung nur erzielt werden, wenn es dem Behandler gelingt, genau diesen kleinen Punkt zu stimulieren. Die Reflexzonenmassage geht hier etwas großzügiger vor: Sie aktiviert weitaus größere Hautbereiche. Übrigens hat eine aktuelle Studie zur Akupunktur sehr interessante Ergebnisse hervorgebracht: Zur Behandlung von Kopfschmerzen mithilfe der Akupunktur wurde bei einer Gruppe von Patienten exakt in einen bestimmten Akupunktur-Punkt gestochen. Bei den Teilnehmern der Kontrollgruppe wurde absichtlich daneben gestochen, sodass der jeweilige Kopfschmerz-Punkt in diesem Falle nicht aktiviert werden konnte. Das Behandlungsergebnis war in beiden Gruppen gleich hoch: Sowohl bei der korrekt durchgeführten Akupunktur als auch bei den Patienten, bei denen bewusst daneben gestochen wurde, konnte das gleiche – durchaus positive – Ergebnis erzielt werden! Vielleicht sind die Akupunktur und die Reflexzonenmassage doch nicht so weit voneinander entfernt.

Eine Therapie mit Hand und Fuß – und sogar über beide Ohren!

Wenn man von der Reflexzonenmassage spricht, dann meint man damit oft automatisch die *Fuß*reflexzonenmassage. Neben den Füßen gibt es aber auch wichtige Reflexzonen an den Händen und sogar an den Ohren, die sich für eine heilsame oder wohltuende Behandlung sehr gut eignen. In den folgenden Kapiteln werden Sie weitere Einzelheiten darüber erfahren. Darüber hinaus gibt es an zusätzlichen Körperstellen Bereiche, wie z. B. am Rücken, an der Bauchwand oder am Schädel, die mit inneren Organen in Verbindung stehen. Sogar die Regenbogenhaut des Auges als besondere Reflexzone wird häufig dazu genutzt, Krankheiten zu diagnostizieren (s. S. 68).

Im Grunde stellen unsere Füße, unsere Hände und Ohren ein verkleinertes, aber exaktes Abbild unseres gesamten Körpers dar. Alle Extremitäten, die Wirbelsäule, der Kopf, der Rumpf und jedes innere Organ spiegeln sich in bestimmten Bereichen an Füßen, Händen und Ohren wider. Wo genau aber liegen nun diese Bereiche an der Hautoberfläche? Wo muss massiert werden, um z. B. die Verdauungstätigkeit anzuregen? Um diese Fragen beantworten zu können, wurde der menschliche Körper in zehn einzelne senkrecht verlaufende Zonen eingeteilt. Ähnlich wie die Erdoberfläche in viele verschiedene Längengrade eingeteilt ist, die vom Nordpol senkrecht zum Südpol verlaufen, so gibt es auch beim Menschen solche „Längengrade“. Diese senkrechten Zonen beginnen jeweils an einer Zehe, ziehen über die Füße, die Beine hinauf in den Körperstamm bis zum Kopf. Auch an den einzelnen Fingern beginnen diese Längengrade, die sich im Bereich der Schultern und des Rumpfes mit den von unten kommenden Zonen vereinen. Wird nun z. B. die Zone der rechten großen Zehe aktiviert, so setzt sich die-

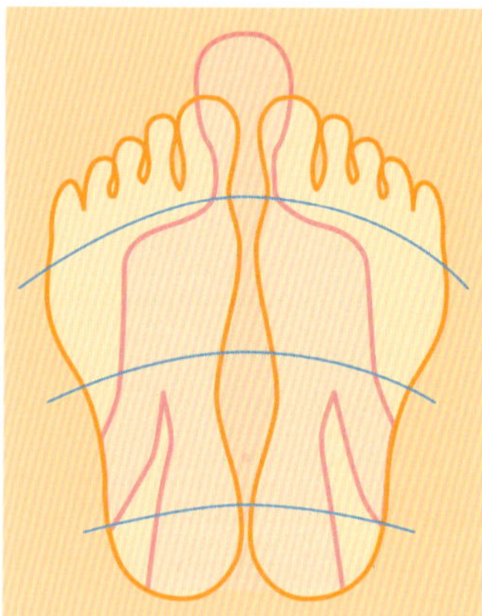

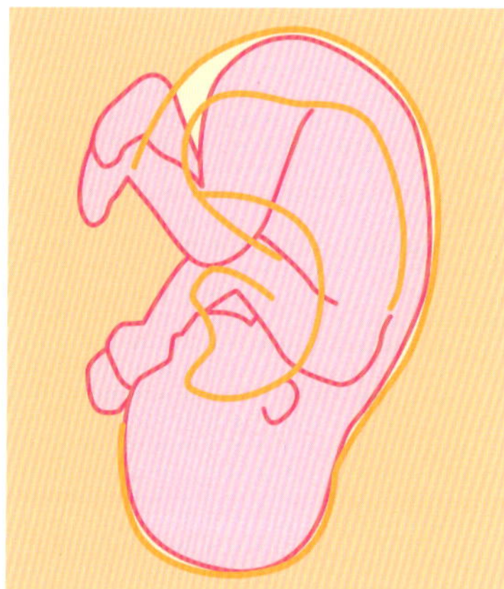

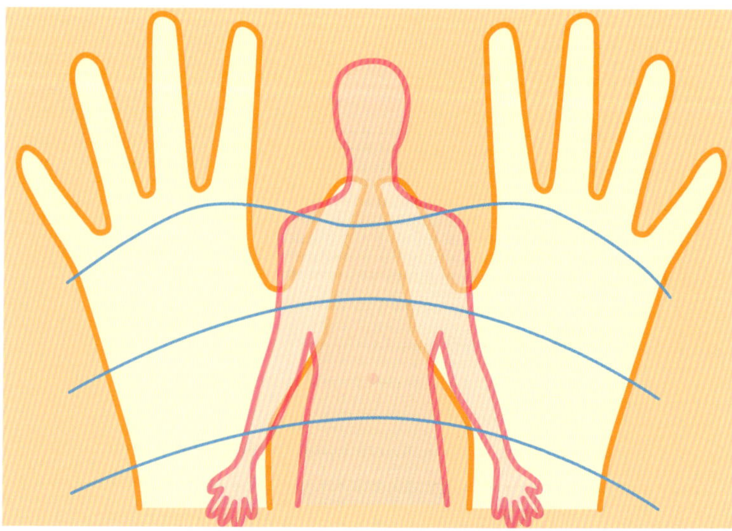

Hände, Füße und Ohren: Sie stellen ein genaues Abbild des eigenen Körpers dar.

ser Reiz von dort aus innerhalb dieser Zone nach oben zum Körperstamm fort und erreicht dadurch alle Organe, die genau in dieser Zone liegen (s. auch S. 18 f.).

INFO

Grundsätze zur Orientierung

Der Reflexzonenmassage liegt diese beschriebene Zonentheorie zugrunde. Dadurch ergeben sich folgende Gegebenheiten:

- *Ein Organ, das rechts im Körper vorhanden ist (z. B. die Leber), ist auch am rechten Fuß (bzw. an der rechten Hand und am rechten Ohr) zu finden. Ein Organ, das nur links im Körper liegt (wie z. B. die Milz), ist auch an Füßen, Händen und Ohren nur links zu finden.*
- *Innere Organe, die sich über die Körpermitte hinaus erstrecken und einen rechten und linken Anteil haben, wie z. B. der Darm, sind dementsprechend auch an beiden Füßen, Händen und Ohren zu finden.*
- *Organe, die sich eher in der Mitte des Körpers befinden, liegen gleichzeitig an beiden Füßen, Händen und Ohren jeweils an der Innenseite. So liegt z. B. die Reflexzone der Wirbelsäule an den Innenseiten beider Füße.*
- *Dagegen liegen Organe, die sich eher an der Außenseite des Körpers befinden (wie z. B. das Hüftgelenk), auch an der Außenkante der Füße, der Hände und Ohren.*

Wichtig: Beide Füße, beide Hände und beide Ohren gehören dabei jeweils zusammen. Die rechte Körperhälfte ist im rechten Fuß, die linke Körperhälfte ist im linken Fuß vorhanden. Nur die beiden Füße gemeinsam bilden den gesamten Körper ab.

Um die Übersicht über die verschiedenen Körperbereiche zu behalten, gibt es sehr gut entwickelte „Landkarten" der Füße, der Hände und der Ohren. Scheuen Sie sich bitte nicht, auch im Beisein der zu massierenden Person die Karten zu Hilfe zu nehmen. Sie haben dadurch eine wertvolle Unterstützung bei Ihrer Tätigkeit.

Fußreflexzonenmassage

Die Füße stellen die Grundlage unseres aufrechten Ganges dar. Ohne dass die Füße das gesamte Gewicht eines Menschen tragen würden, wäre keine aufrechte Körperhaltung möglich. Obwohl sie im Vergleich zum restlichen Körper nur eine kleine Oberfläche besitzen, so gleichen sie doch sämtliche Bewegungen des Körpers aus, sodass wir uns immer im Gleichgewicht befin-

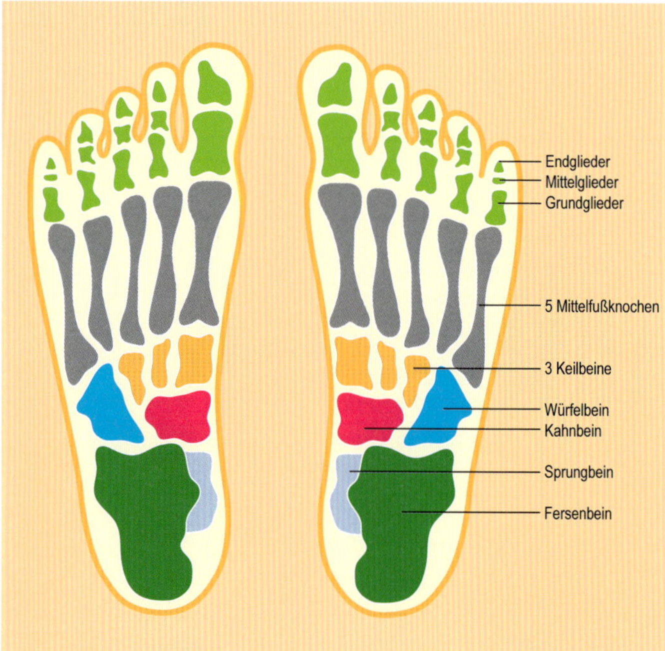

den. Für diese Standfestigkeit sorgen in den menschlichen Füßen 26 Knochen, 33 einzelne Gelenke und 27 Muskeln – pro Fuß. Zum Vergleich: Um den Unterarm im Ellenbogengelenk zu bewegen und ihn zu beugen oder zu strecken sind insgesamt nur fünf Muskeln notwendig.

Daraus wird ersichtlich, dass der menschliche Fuß ein äußerst komplexes Gebilde darstellt. Auch die „Architektur" und die Statik des sogenannten Fußgewölbes ist etwas Besonderes. Das Quergewölbe erstreckt sich an der Fußsohle vom Innenfuß zum Außenfuß. Daneben gibt es das große Längsgewölbe, das sich zwischen dem Großzehenballen und der Ferse ausstreckt sowie das äußere Längsgewölbe, das die Fläche zwischen Kleinzehenballen und Ferse bildet.

Unsere Füße: Stabilität, aber auch Flexibilität und Anpassungsfähigkeit zugleich.

Auch wenn es nicht den Anschein macht: Unser Fuß besteht aus sehr vielen kleinen bis kleinsten Einzelknochen, die meist gelenkig durch Haltebänder und Bindegewebsstränge miteinander verbunden sind. Dadurch ergibt sich erst zum einen die notwendige Stabilität des Fußes, zum anderen aber auch eine Flexibilität, die kleinste Bewegungen des Fußes zulässt. Durch diese hohe Beweglichkeit ist es möglich, Unebenheiten beim Gehen und Laufen auszugleichen. Wäre diese wichtige Grundlage nicht gegeben, müsste der Mensch mit seinem gesamten Skelett – bis hinauf zu den Armen, zur Halswirbelsäule und zum Kopf – ständig Ausgleichsbewegungen vornehmen. Durch unsere Füße passt der Körper perfekt seine Bodenhaftung an.

Neben der Sicherstellung der notwendigen Standfestigkeit haben die Füße eine zweite wesentliche Aufgabe: Sie sind ein wichtiger Bestandteil unserer Informationsbeschaffung. Die Fußsohle ist mit einem dichten Nervengeflecht durchzogen. Diese Nervenenden funken unaufhörlich Signale an unser Gehirn, z. B. wie sieht die Bodenbeschaffenheit aus, wie viel an Gewicht lastet auf den Füßen, in welcher Körperlage befinden sich die Füße gerade, wie hält der Körper das Gleichgewicht, welche Umgebungstemperatur herrscht im Moment an den Füßen und viele weitere Informationen mehr. Das Gehirn errechnet durch diese Informationen ein ständig aktuelles Bild unseres Körpers und entscheidet über mögliche Reaktionen auf diese Reize. Vielleicht fragen Sie sich jetzt, ob solche Informationen unserer Füße wirklich so wichtig für unseren Körper sind. Sicherlich: Das Überleben des Menschen hängt meist nicht von diesen Informationen ab. Zumindest nicht für den Menschen in der heutigen modernen Zeit. Allerdings waren diese Reize zu Zeiten, als die Menschen nicht nur im Urlaub barfuß liefen, durchaus überlebenswichtig.

Keine Angst: Auch wenn bereits von Muskeln, Knochen und Gelenken die Rede war – Sie müssen vorher nicht die genaue Anatomie des Menschen studieren, um dann schließlich die Fußreflexzonenmassage durchführen zu können. Die Informationen, die Sie bisher bereits erhalten haben, reichen völlig aus.

INFO

Wie Sie sich an den Füßen orientieren

Dass jede Fußsohle und jeder Fußrücken in fünf Längszonen eingeteilt wird, so wie der gesamte restliche Körper, haben Sie bereits erfahren. Zusätzlich teilt die Reflexzonenmassage den Fuß gedanklich in mehrere Querzonen ein. Je nach unterschiedlicher Lehrmeinung gibt es dabei entweder drei oder auch vier Querzonen. Geht man von drei Querzonen (Bereich der Zehen, Mittelfuß mit Quergewölbe und Fersenregion) aus, so kann das Körperabbild am Fuß grob in drei Gebiete eingeteilt werden (von den Fersen aus in Richtung Zehen): Beckengürtel und Bauchraum, Brustkorb sowie Schultergürtel, Hals und Kopf.

Da unsere Füße sehr viele einzelne Druckrezeptoren besitzen, eignen sie sich besonders gut für die Reflexzonenmassage. Die Sensibilität der Füße ist z. B. gegenüber den Händen sehr erhöht. Aus diesem Grund wird der Fußreflexzonenmassage meist ein schnellerer Wirkungseintritt bescheinigt als z. B. der Behandlung an den Händen. Daneben gibt es noch einen weiteren wichtigen Unterschied zwischen der Massage an Füßen und Händen: Die Fußreflexzonenmassage ist sehr gut für die Behandlung chronischer Krankheiten geeignet. Bei den Händen sind es eher die akuten Beschwerden, die dadurch gelindert werden können.

Diese Landkarten sind zu Beginn eine hilfreiche Unterstützung, um sich zu orientieren.

Rechter Fuß (Fußsohle)

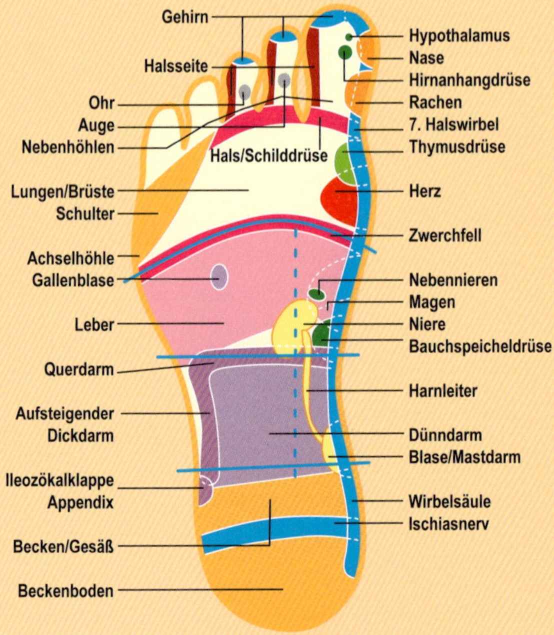

Rechter Fuß (Fußrücken)

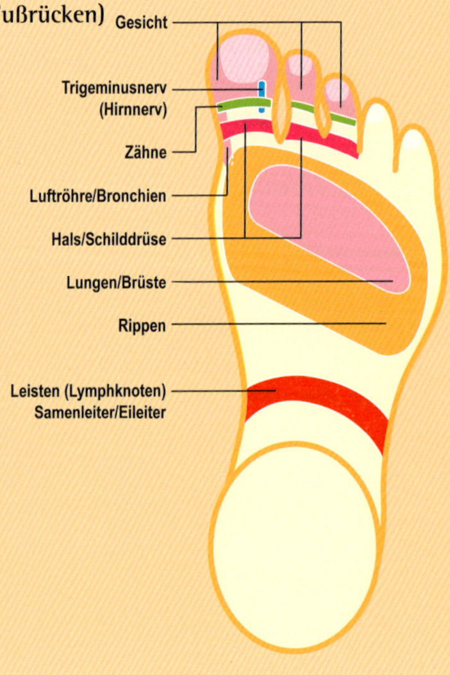

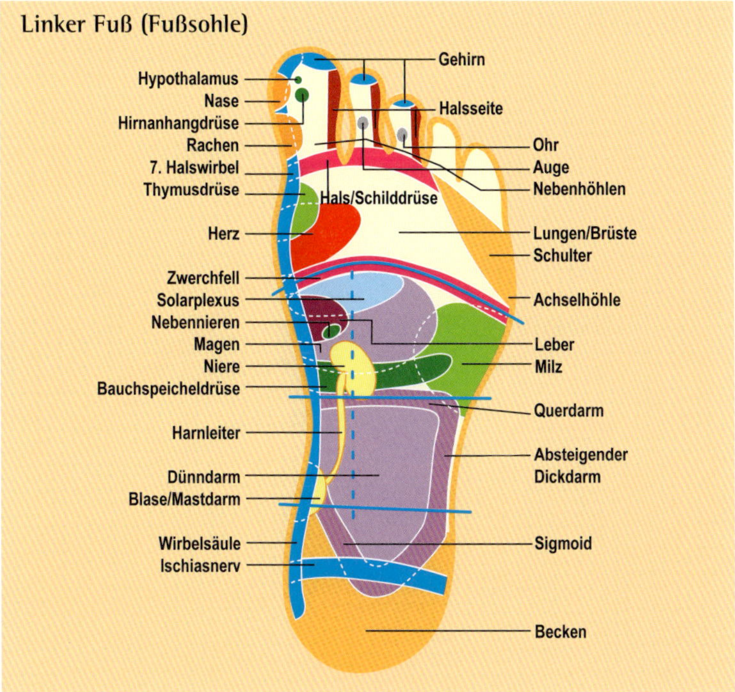

Der Fußrücken spielt bei der Massage ebenso wie die Fußsohle eine große Rolle.

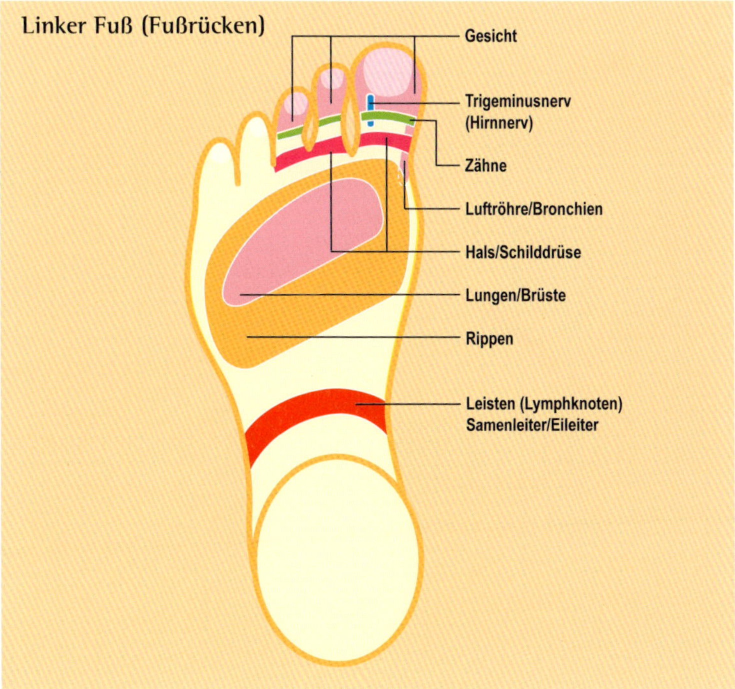

Rechter Fuß (Innenkante)

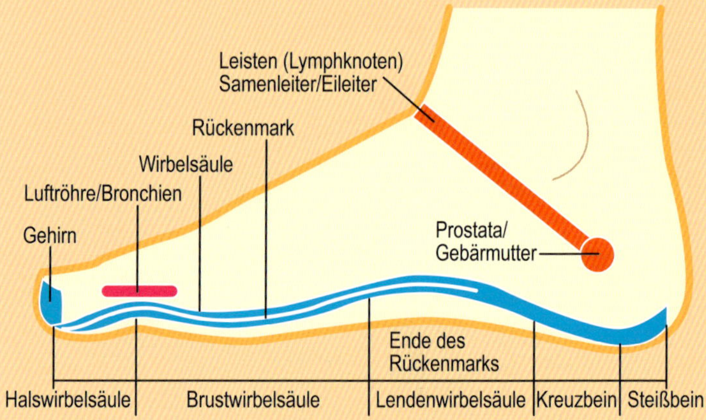

Die Längsachse des Körpers bildet die Wirbelsäule. Sie ist an beiden Fußinnenseiten zu finden.

Rechter Fuß (Außenkante)

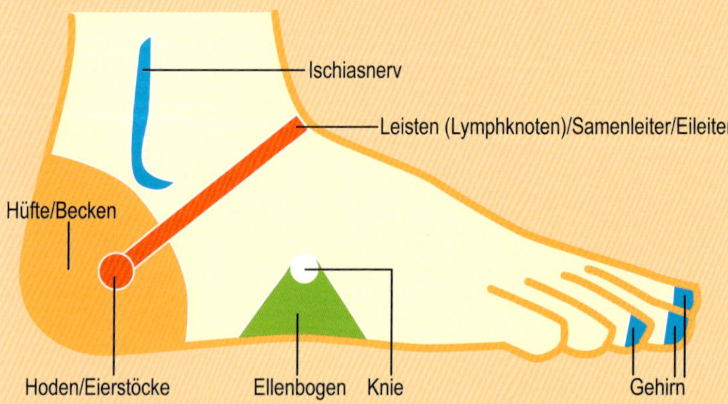

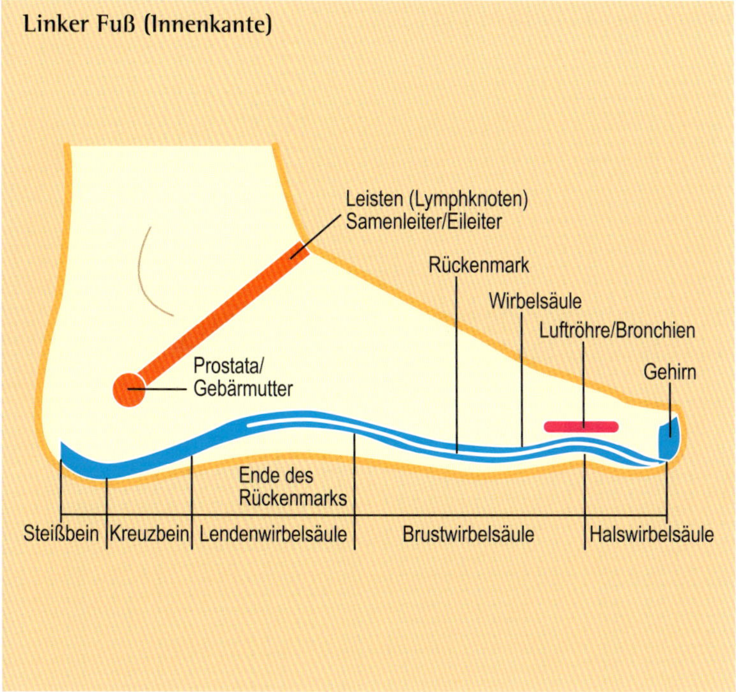

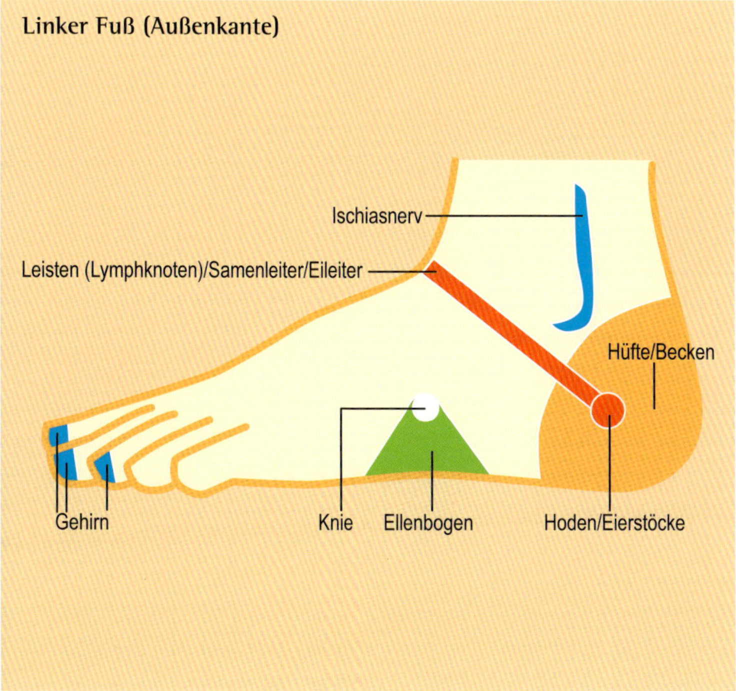

Rückenschmerzen treten sehr häufig auf – massieren Sie hierzu die Zonen der Wirbelsäule.

Handreflexzonenmassage

Ebenso wie in den Füßen spiegelt sich der gesamte Körper als verkleinertes Abbild in den Händen wider. Analog zu den Füßen können die Hände ebenfalls in fünf verschiedene Längszonen und in drei (bzw. vier) Querzonen aufgeteilt werden. Auch hier wird die gleiche Systematik wie an den Füßen verwendet: Paarig angelegte Organe finden sich an beiden Händen. Die Körpermitte befindet sich an den beiden Innenseiten der Hände (im Bereich der

INFO

Durch die Handreflexzonenmassage können Sie zusätzlich geistige Funktionen positiv beeinflussen!

So ist es z. B. möglich, über die Massage der Hände die Willenskraft oder die Selbstkontrolle zu erhöhen – Bereiche, die eine wesentliche Bedeutung spielen, wenn Sie von Süchten, wie z. B. dem Rauchen oder von Süßigkeiten, loskommen wollen. Sie können damit aber auch u. a. das logische Denken, das Sprachvermögen und das Sprachverständnis verbessern, Sie können das Gedächtnis ankurbeln oder mehr Bewusstsein in Ihr Leben bringen. Vielfältige wertvolle Möglichkeiten, wie Sie einem anderen Menschen – oder auch sich selbst – ganz einfach helfen können!

Daumenseite). Das Gebiet der Handgelenke bildet den Bereich des Beckengürtels und des Bauchraumes ab. Der Brustkorb ist auf die beiden Handflächen übertragen und die Finger stellen den Kopfbereich dar. Hier wird bereits eine Besonderheit der Handreflexzonenmassage deutlich: Gegenüber den Zehen sind die Finger natürlich größer. Dieser anatomische Umstand hat eine wesentliche Bedeutung für die Handreflexzonenmassage: Der Kopfbereich ist an den Händen überproportional vorhanden. Somit eignet sich die Massage an den Händen ganz besonders für alle Erkrankungen des Kopfes und des Gehirns. Und zugleich können über die Hände und die Finger verschiedenste geistige Bereiche angesprochen werden. Dies macht die Handreflexzonenmassage zu einem unvergleichlichen Therapieinstrument.

Über die Handreflexzonen können Sie insbesondere auf die geistigen Fähigkeiten einwirken.

Manchmal ist eine Reflexzonenmassage an den Füßen nicht möglich. Dies kann verschiedene Ursachen haben: Vielleicht ist Ihrem Massagepartner die Berührung an den Füßen unangenehm oder er ist an den Füßen kitzelig. Oder aber Fußpilz oder Entzündungen machen eine Massage am Fuß unmöglich. Weichen Sie einfach auf die Hände aus und führen dort die Massage durch.

Außerdem gibt es noch eine weitere Besonderheit bei der Handreflexzonenmassage: Im Vergleich zu den Füßen setzt bei den Händen eine spürbare Wirkung der Massage meist erst etwas später ein.

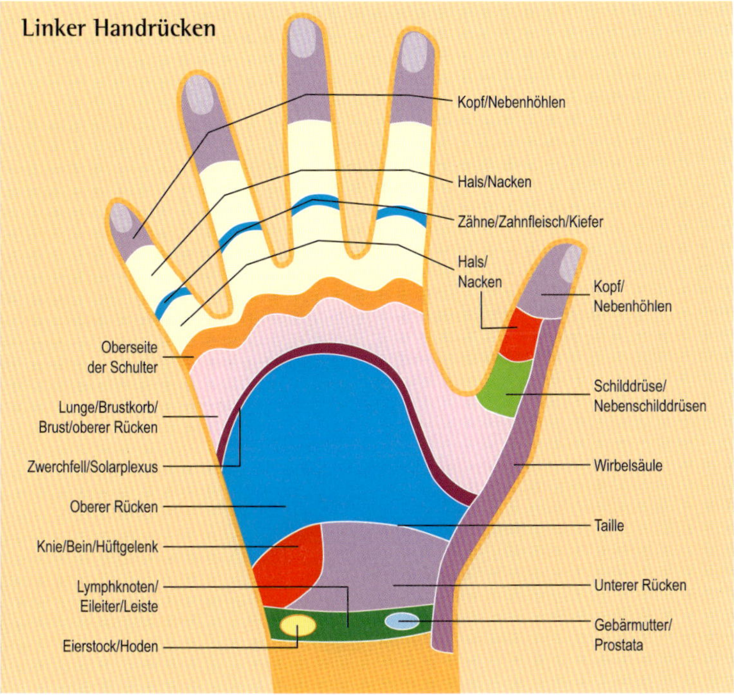

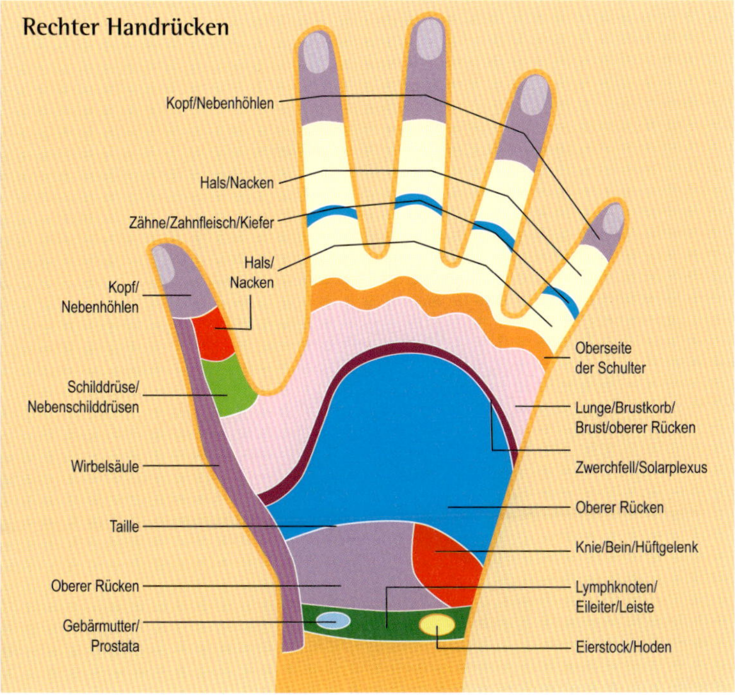

Auch die Handreflexzonenmassage ist sehr wohltuend und äußerst entspannend.

Rechte Handfläche

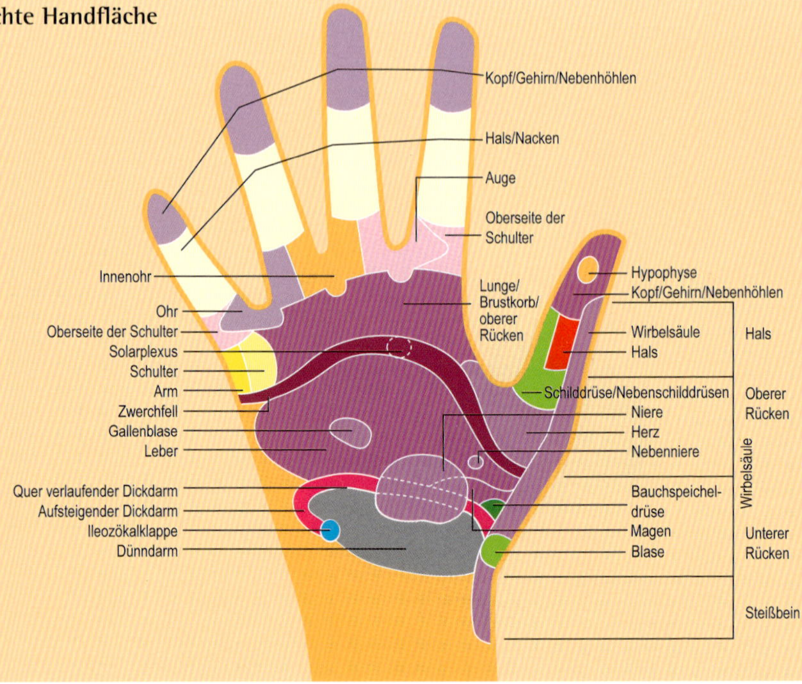

Linke Handfläche

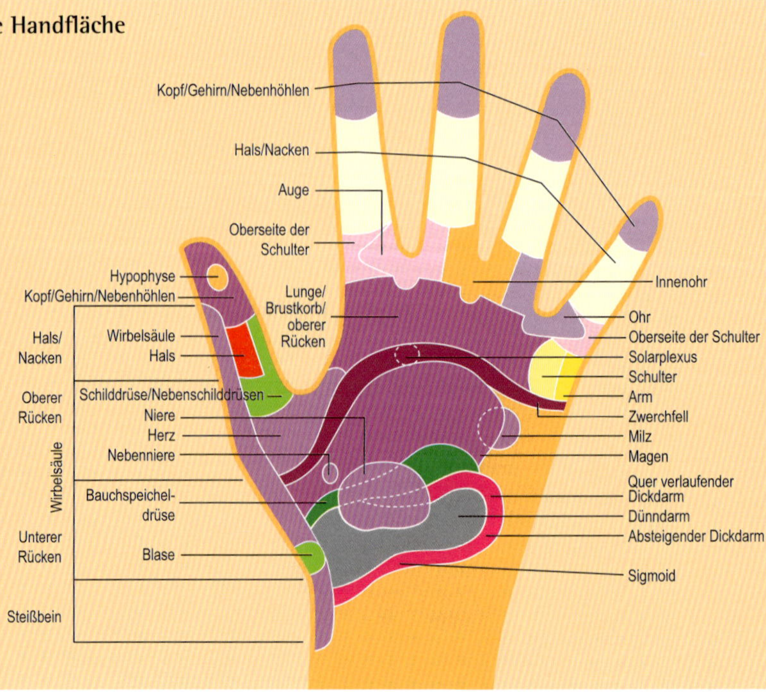

Ohrreflexzonenmassage

Reflexzonenmassage an den Ohren? Ist dies überhaupt möglich, und falls ja: Ist dieses Vorgehen dann auch sinnvoll? Auch wenn es auf den ersten Blick nicht so naheliegend erscheinen mag: Diese Fragen sind ganz eindeutig mit Ja zu beantworten. Es ist grundsätzlich möglich, auch an den Ohren die Reflexzonenmassage durchzuführen und es ist durchaus in manchen Fällen auch sinnvoll, dass Sie die Ohren in die Massage mit einbeziehen.

Sie haben bereits gesehen, dass sich an den Füßen und an den Händen jeweils der gesamte Körper als verkleinertes Abbild wiederfindet. Auch an den Ohren ist dies der Fall, und zwar auf eine besondere Weise: Stellen Sie sich doch bitte das Bild eines ungeborenen Kindes im Mutterleib vor. Dieses Kind befindet sich mit dem Kopf nach unten in der typischen sogenannten Embryonallage. Wenn Sie nun dieses Bild auf eine Ohrmuschel übertragen, dann haben Sie – zugegeben mit etwas Fantasie – genau das Abbild vor Augen, das der Ohrreflexzonenmassage als Grundlage dient (s. S. 22).

Um das Jahr 1950 entwickelte der französische Arzt Dr. Paul Nogier die Ohrakupunktur, die er selbst als Auriculotherapie bezeichnete. Inzwischen steht fest: Diese Therapieform hat weniger mit der (Körper-)Akupunktur der Chinesischen Medizin zu tun, als vielmehr mit der Reflexzonenmassage. Auch am Ohr ist es möglich, durch die Stimulation bestimmter Punkte oder Bereiche, innere Organe und Strukturen des Körpers positiv zu beeinflussen. Gegenüber der Fuß- oder Handreflexzonenmassage wurde bei der Ohrreflexzonenmassage eine sehr schnelle und in vielen Fällen eine fast sofortige Wirkung beobachtet. Es wird vermutet, dass hierbei die Nähe der Ohrmuschel zum Gehirn und somit zum Nervensystem verantwortlich ist, das die vorhandenen Reize unmittelbar zu den entsprechenden Organen weiterleitet. Allerdings gibt es einen vermeintlichen Nachteil bei der Ohrreflexzonenmassage: Da die Fläche des Ohres verhältnismäßig klein ist, kann es manchmal schwierig sein, einen speziell benötigten Bereich zu massieren. Zusätzlich dazu findet sich im Ohr die Besonderheit, dass sich einzelne Zonen überlappen und sich dadurch beim Massieren überlagern. Dies macht es verständlich, warum bei der Ohrakupunktur i. d. R. sehr feine Nadeln benutzt werden, um exakt einen Bereich zu aktivieren.

Die Nähe zum Gehirn macht die Ohrmuschel zu einer besonders wirksamen Reflexzone.

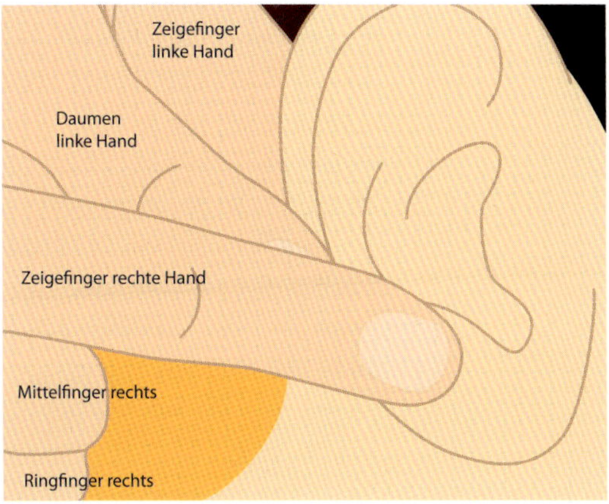

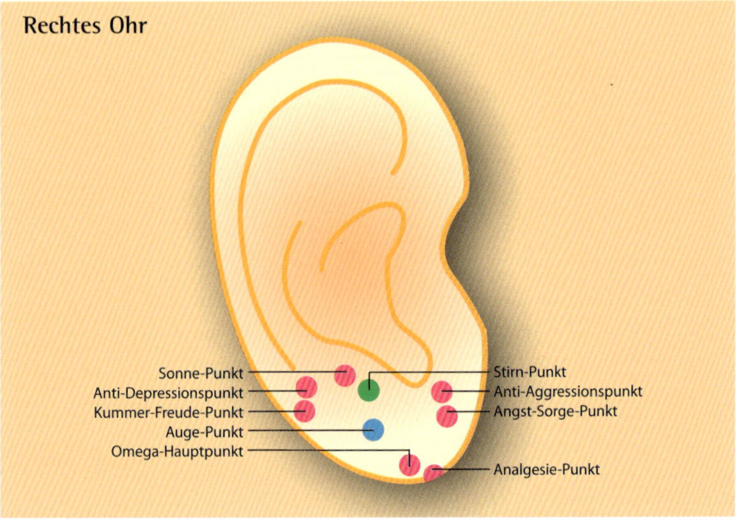

Und trotz dieses Hintergrundes: Die Reflexzonenmassage hat auch hier ihre Berechtigung! Auch am Ohr wurde festgestellt, dass nicht immer exakt ein bestimmter kleiner Punkt stimuliert werden muss, um eine positive Veränderung zu bewirken. Auch die punktuelle Massage eines etwas größeren Bereiches an der Ohrmuschel, der sich z. B. unter der Zeigefingerkuppe des Anwenders befindet, hat sehr oft heilende Wirkungen.

TIPP

Lassen Sie Gefühle sprechen

Die Ohrreflexzonenmassage hat gegenüber der Fuß- oder Handreflexzonenmassage eine besondere Bedeutung: Sie können damit auf die Gefühle des zu massierenden Menschen harmonisierend einwirken. Dies ist in dieser Form nur im Gebiet der Ohren möglich. Hier finden Sie den Bereich der Emotionen, der Psyche und der Seele. So finden sich am Ohr verschiedene seelische Zonen, wie z. B. die Aggressionszone, der Bereich für Vertrauen oder für die Selbstsicherheit. Sie können hierüber auch z. B. den Bereich der Lebensfreude anregen, depressive Verstimmungen abbauen, Nervosität, Stress oder Ängste sehr schnell und wirkungsvoll behandeln. Dies sind Bereiche, die im täglichen Leben eine immer größere Rolle spielen. Negative Gefühle haben oft auch Auswirkungen auf den Körper und zeigen sich dort vordergründig als rein körperliche Störung. Denken Sie daran, die Reflexzonenmassage auch zusätzlich an den Ohren durchzuführen, falls Sie evtl. mit der Fuß- oder Handreflexzonenmassage nicht weiterkommen.

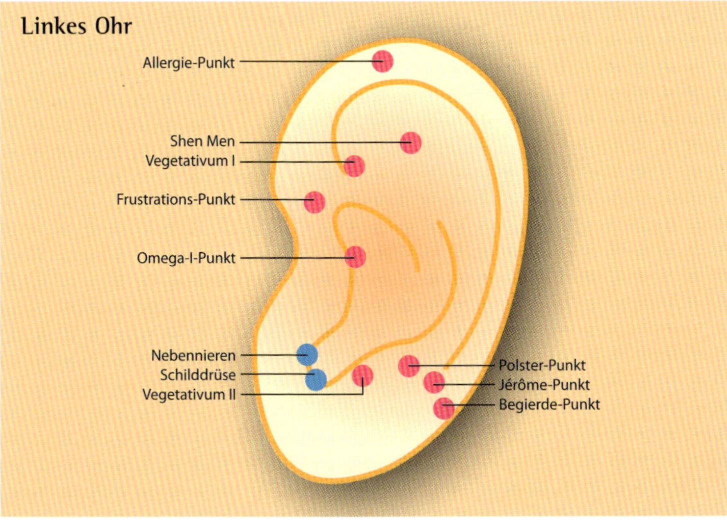

Um Ihnen die Entscheidung zu erleichtern, wann Sie entweder an den Füßen oder an den Händen oder Ohren massieren sollten, hier noch mal eine kleine Übersicht dazu:

INFO

Welche Massage hilft bei welchen Beschwerden?

	Art der Störungen	Dauer der Störungen	Wirkungseintritt der Massage
Fußreflexzonenmassage	*überwiegend körperlich*	*chronische Beschwerden*	*schnell*
Handreflexzonenmassage	*überwiegend geistig*	*akute Beschwerden*	*etwas langsamer*
Ohrreflexzonenmassage	*überwiegend psychisch-seelisch*	*chronische und akute Beschwerden*	*sehr schnell*

Bitte beachten Sie: Diese Einteilung der einzelnen Reflexzonenbereiche bedeutet nicht, dass Sie z. B. körperliche Störungen nur ausschließlich an den Füßen behandeln könnten. Selbstverständlich ist dies auch an den Händen und sogar auch an den Ohren möglich. Sie werden allerdings den größten Erfolg im Falle von körperlichen Erscheinungen meist mit der Fußreflexzonenmassage bewirken, und bei Störungen im geistigen Bereich eben am effektivsten i. d. R. mit der Handreflexzonenmassage arbeiten können.

Reflexzonenmassage: Bevor Sie Hand anlegen

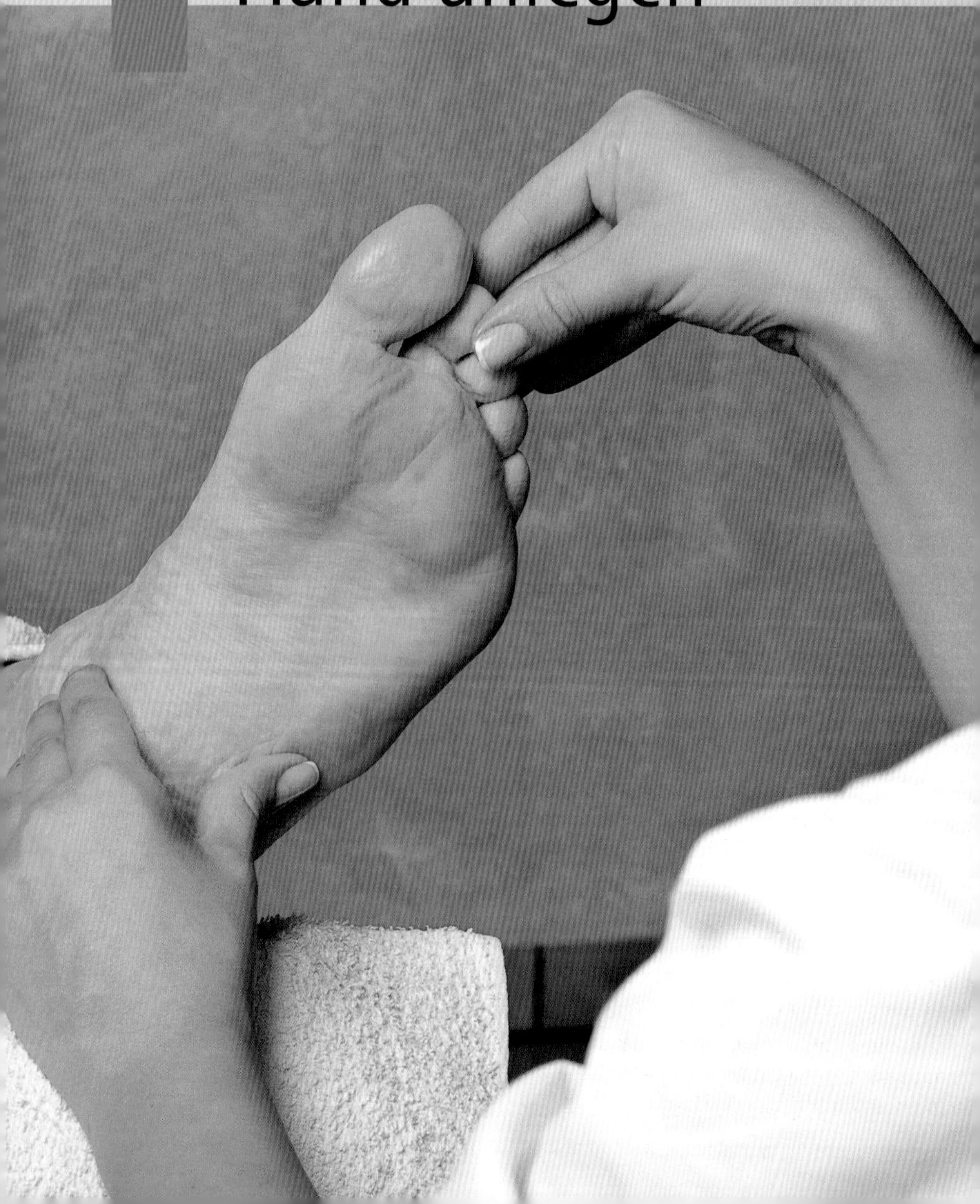

Die Grundvoraussetzung

Warum möchten Sie die Reflexzonenmassage durchführen? Wollen Sie Menschen helfen, vielleicht sogar innerhalb Ihrer beruflichen Aktivität, zu mehr Gesundheit zu gelangen? Oder sehen Sie die Reflexzonenmassage als eine wohltuende Möglichkeit zur Entspannung an, die im modernen stressbelasteten Alltag als notwendiger Ausgleich immer wichtiger wird? Oder möchten Sie – auch als medizinischer Laie – einfach Ihrer Familie, Ihrer Partnerin, Ihrem Partner oder auch sich selbst einfach ab und zu einmal etwas Gutes tun? Es gibt viele Gründe, die für die Reflexzonenmassage sprechen. Und darüber hinaus ist es eine Methode, die sehr schnell erlernt und einfach angewendet werden kann. Es gibt nicht sehr viele Voraussetzungen, die Sie erfüllen müssen, um die Reflexzonenmassage anzuwenden. Doch zumindest eine Voraussetzung sollten Sie mitbringen: Sie sollten sich einfühlsam und aufmerksam dem Menschen zuwenden, den Sie massieren möchten. Im Grunde ist dies die einzige wirkliche Bedingung, um die Reflexzonenmassage verantwortungsbewusst anwenden zu können. Alle anderen Umstände, die Ihnen in diesem zweiten Kapitel begegnen, erleichtern Ihnen Ihre Tätigkeit und bilden den optimalen äußeren Rahmen dafür. Eine Ausnahme hierzu stellen allerdings ganz bestimmte Situationen und Erkrankungen dar, bei denen Sie die Reflexzonenmassage nicht anwenden sollten. Diese Punkte sollten Sie sehr genau berücksichtigen. Auch diese Umstände lernen Sie im nächsten Kapitel genauer kennen.

Die Reflexzonenmassage – eine sehr einfache und sanfte, aber umso wirkungsvollere Methode.

Möglichkeiten und Grenzen der Reflexzonenmassage

Die Reflexzonenmassage ist sicherlich eine faszinierende und wunderbare Methode, um verschiedenste Störungen, Beschwerden und Erkrankungen zu lindern und zu behandeln. Rein körperliche Störungen können damit behoben werden, ebenso wie auch geistige Erscheinungen oder sogar seelische und psychische Beschwerden. Diese Wirkung auf den gesamten Organismus und somit auf den ganzen Menschen macht diese Therapiemethode zu einer ganzheitlichen Möglichkeit, um positive Veränderungen sehr sanft, aber nachhaltig, herbeizuführen. Sie haben mit der Reflexzonenmassage eine sehr große Bandbreite zur Verfügung, um auf die unterschiedlichsten Problembereiche eines Menschen einzugehen. Seien es nun spezielle Erkrankungen, Lernschwierigkeiten bei Kindern, negative Emotionen, Stressbewältigung oder einfach nur der Wohlfühlgedanke, der dahintersteht: Die Reflexzonenmassage ist sehr vielfältig einsetzbar.

TIPP

Auch die Reflexzonenmassage ist kein Allheilmittel

Trotz dieser vielfältigen Anwendungsmöglichkeiten und der einfachen wie genialen Handhabung dieser Methode: Bitte beachten Sie, dass es sich hierbei um kein Wundermittel handelt. Sie können damit sehr viel bewirken, allerdings gibt es auch in diesem Bereich einen wichtigen Grundsatz, der im Grunde für jede einzelne Behandlungsmöglichkeit gilt: Sie setzen von außen Reize zur Harmonisierung des Organismus – aber der Organismus ist es immer selbst, der sich heilt. Nicht Sie heilen, sondern der betroffene Mensch heilt sich grundsätzlich selbst. Sie können „nur" die Anreize dazu schaffen.

Eine erwartete Heilung kann aber auch einmal auf sich warten lassen. Seien Sie geduldig, Sie können mit übereilten und massiven Schritten meist keine positiven Veränderungen bewirken. Manchmal ist es eben einfach notwendig, abzuwarten, und auf die Selbstheilungskräfte, die Sie durch die Reflexzonenmassage aktiviert haben, zu vertrauen. Überstürzen Sie bitte nichts und versuchen Sie bitte niemals, eine Heilung zu erzwingen.

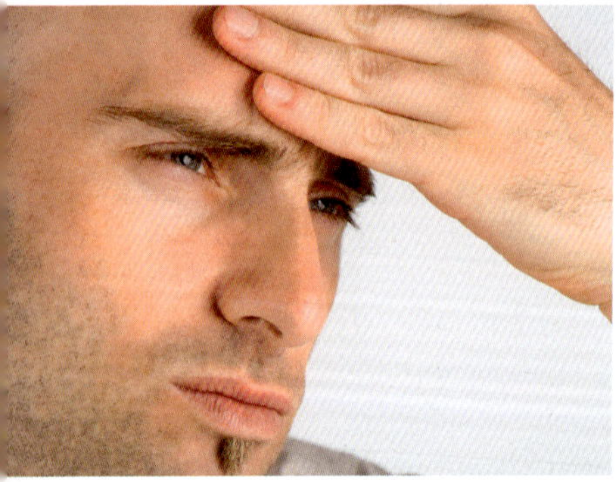

Häufig sind auch unbewusste (oder manchmal auch sogar bewusste) Behandlungshindernisse vorhanden. Sie sind in der Medizin gar nicht so selten. So kann es z.B. sein, dass Ihr Massagepartner einen unbewussten Vorteil aus seinen Beschwerden zieht. In solchen Situationen ist es wichtig, dass Sie Geduld aufbringen und diese Umstände einfach akzeptieren. Auch noch so gut gemeinte Behandlungsansätze laufen dann ins Leere. Schnell kann dabei auch der Gedanke auftauchen, dass es an Ihnen selbst liegen könnte und Sie evtl. etwas falsch gemacht haben. Aber halten Sie sich in diesem Fall bitte vor Augen: Sie können mit einer bewussten und liebevollen Berührung sicherlich nichts falsch machen! Vielleicht ist es bei einem ausbleibenden Therapieerfolg hilfreich, wenn Sie in anderen Bereichen mit der Massage fortfahren. Wenn Sie merken, es tut sich nichts, dann wechseln Sie vielleicht von den Füßen zu den Händen oder nehmen Sie nacheinander die Hände und die Ohren in Ihr Programm auf. Oder versuchen Sie es mit den Reflexzonen von anderen Organen, die auf den ersten Blick nichts mit der vorhandenen Störung zu tun haben. Variieren Sie, probieren Sie aus, und – arbeiten Sie auch weiterhin einfühlsam und aufmerksam.

Wann Sie die Reflexzonenmassage nicht anwenden sollten

Es gibt bestimmte Umstände, unter denen es nicht sinnvoll oder sogar gefährlich ist, die Reflexzonenmassage anzuwenden. Die Medizin bezeichnet solche Situationen als Kontraindikationen. Bitte achten Sie strikt auf diese Umstände, um die zu massierende Person – auch mit noch so gut gemeinten Absichten – nicht zu gefährden!

INFO

In diesen Fällen dürfen Sie unter keinen Umständen massieren:

- *falls Verletzungen oder Operationen an den Füßen, Händen oder Ohren vorhanden sind*
- *an Füßen, Händen oder Ohren, die Durchblutungsstörungen aufweisen*
- *an Gelenken, die chronisch oder akut entzündet sind (wie z. B. bei den Erkrankungen Gicht oder Arthritis)*
- *an Extremitäten mit Thrombose, Venenentzündungen oder Krampfadern*
- *generell bei allen Tumorerkrankungen, da hier die Gefahr gegeben ist, dass durch die Massage Metastasen (Satelliten-Geschwüre) gebildet werden*
- *bei massiven Herz-Kreislauf-Erkrankungen*
- *Patienten, die unter akuten schweren Infektionskrankheiten (teils mit Fieber) leiden*
- *bei schwerwiegenden psychischen Erkrankungen, wie z. B. bei massiven Depressionen, Schizophrenie oder Psychosen*
- *bei Polyneuropathie, dies ist eine Erkrankung, bei der durch eine Nervenschädigung Missempfindungen oder Ausfälle der Sensibilität an den Extremitäten auftreten können*

Bitte beachten Sie: Sollte der geringste Zweifel daran bestehen, ob es sich bei einem Behandelten um einen dieser genannten Zustände handeln könnte, zögern Sie bitte nicht, auf die Reflexzonenmassage in diesem Falle zu verzichten und den betroffenen Menschen umgehend an einen Arzt zu verweisen!

Ein weiterer wichtiger Hintergrund ist bei Menschen gegeben, die regelmäßig Arzneimittel einnehmen. So können sich chronische Erkrankungen wie z. B. Diabetes mellitus, Schilddrüsenüber- oder -unterfunktion oder andere Erkrankungen der Hormondrüsen durch eine regelmäßige Reflexzonenmas-

Gesunde Fußpflege

Wie stehen Sie zu Ihren Füßen? Sehen Sie Ihre Füße als reines Fortbewegungsmittel? Ihre Füße haben durchaus Ihre Aufmerksamkeit verdient: Sie tragen Sie durch Ihr Leben, sie sind das Spiegelbild Ihres gesamten Organismus, sie sind ein sehr sensibles Sinnesorgan und ein ganz besonderer Anteil von Ihnen. Aus diesem Grund sind es Ihre Füße wert, dass sie vor Krankheiten geschützt und täglich mit der richtigen Pflege verwöhnt werden.

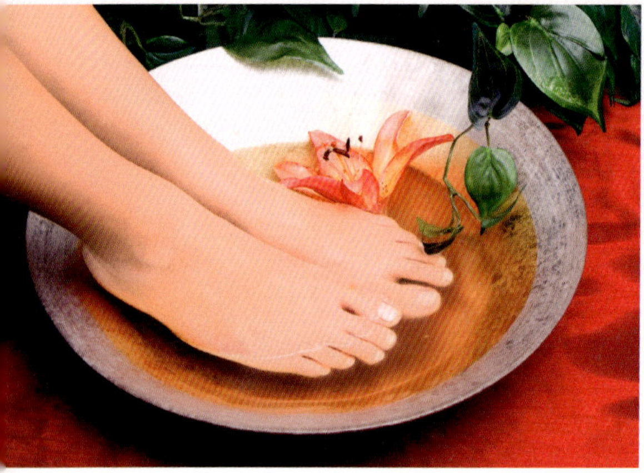

Beim Schuhkauf fängt's an

Der richtige Umgang mit Ihren Füßen fängt bei gesunden Schuhen an. Achten Sie beim Kauf darauf, dass das Fußbett Ihrer individuellen Fußform entspricht. Außerdem sollten Ihre Schuhe aus einem atmungsaktiven Material hergestellt sein, sodass möglichst viel Luft an Ihre Füße kommt. Aus dem gleichen Grund sollten Sie Ihre Schuhe und Socken so oft wie möglich ausziehen. Die Kollegen im Büro werden sicherlich nichts dagegen haben, wenn Sie barfuß am Schreibtisch sitzen. Dies sollten Sie vorher jedoch abklären. Unangenehmer Fußgeruch wird im Büro jedoch eher weniger akzeptiert. Fußschweiß und somit Fußgeruch entsteht, wenn in den geschlossenen Schuhen ein Wohlfühlklima für Bakterien herrscht. Meist ist dies ein feuchtes, warmes Milieu.

Praktische Tipps zur Fußpflege

Um dies zu vermeiden, helfen folgende Tipps zur Fußpflege:

- Trocknen Sie die Füße v. a. zwischen den Zehen nach jedem Waschen gründlich ab.
- Genießen Sie immer wieder ein entspannendes Fußbad z. B. mit Rosmarinöl.
- Tragen Sie Socken aus natürlichem Material.

Stellen Sie doch einmal ein Fußpeeling selbst her, um Ihre Füße damit so richtig zu verwöhnen: Rühren Sie etwas Zucker in Mandel- oder Jojobaöl ein. Diese Mischung, auf die Füße aufgebracht, erfrischt wunderbar. Außerdem fühlt sich Ihre Haut damit richtig weich und geschmeidig an.

TIPP

Achtung, Fußpilzgefahr!

Hier lauert eine Ansteckungsgefahr für Sie: Hautpilze lassen sich gerne an den Füßen nieder, insbesondere am Nagelbett, an den Fußnägeln oder innerhalb der Zehenzwischenräume. Bitte achten Sie sorgfältig auf diese mögliche Gefahr. Auch andere infektiöse Hauterkrankungen können evtl. vorhanden sein. Dadurch besteht die Möglichkeit, dass Sie die Pilzsporen oder andere Krankheitserreger mit Ihren Händen auf andere bisher gesunde Hautbereiche übertragen – beim Massierten und bei Ihnen selbst! Verwenden Sie nach Abschluss der Massage grundsätzlich ein Händedesinfektionsmittel, um Ihre Hände gründlich damit zu reinigen. Beachten Sie hierzu auch die Anweisungen des Herstellers.

sage bessern. Die Organfunktion kann sich sogar vollständig normalisieren. Falls der Massierte auch weiterhin die bisherige Dosis des Medikaments einnehmen würde, kann es dadurch nachfolgend zu negativen Wirkungen kommen. Bitte weisen Sie ihn auf diesen Umstand hin. Er sollte diesen Punkt anschließend mit seinem Arzt besprechen.

Zusätzlich zu diesen oben genannten Situationen, in denen Sie die Reflexzonenmassage nicht durchführen sollten, gibt es noch einen ganz besonderen Umstand, der i.d.R. zu den Kontraindikationen gezählt wird: die Schwangerschaft. Nähere Informationen hierüber erhalten Sie im nächsten Kapitel.

Wunderbarer Ausnahmezustand: Reflexzonenmassage in der Schwangerschaft

Wassereinlagerungen in den Beinen, Verstopfung, Durchfälle, Übelkeit und Erbrechen, bis hin zu Schlafstörungen oder Kurzatmigkeit und Rückenschmerzen – dies sind häufige und typische Beschwerden während einer Schwangerschaft. All diese Erscheinungen könnten ganz gezielt mit der Reflexzonenmassage behandelt werden. Darüber hinaus wäre eine Massage an den Füßen gerade für eine schwangere Frau sicherlich sehr hilfreich, um die notwendige Entspannung und das Wohlbefinden während dieser besonderen Zeit zu fördern. Gerade die Füße sind während einer Schwangerschaft doppelt belastet, müssen sie doch jedes zusätzliche Kilo mittragen.

Führen Sie die Reflexzonenmassage während der Schwangerschaft nicht durch.

Darf jedoch die Reflexzonenmassage in der Schwangerschaft angewendet werden? Oder gibt es evtl. Gründe, die dagegen sprechen würden? Ja, diese Gründe gibt es leider wirklich. Denn: Durch die Stimulierung von bestimmten Reflexzonen ist es möglich, gezielt Wehen auszulösen. Dadurch besteht die Gefahr einer Frühgeburt oder sogar einer Fehlgeburt. So hilfreich und sinnvoll diese Massagetechnik während der Schwangerschaft auch wäre, sie sollte aus diesem Grund grundsätzlich nicht bei einer Schwangeren angewendet werden.

Allerdings gibt es sogar Hebammen, die speziell die Fußreflexzonenmassage anwenden, um die bekannten Schwangerschaftsbeschwerden zu behandeln. Oder auch, um dadurch im Einzelfall sogar beabsichtigt Wehen auszulösen, um die Geburt dadurch einzuleiten. Auch im Wochenbett oder während der Stillzeit kann die Reflexzonenmassage die frisch gebackene Mutter sehr wirkungsvoll unterstützen.

TIPP

Finger weg während der Schwangerschaft

Überlassen Sie die Reflexzonenmassage während der Schwangerschaft ausschließlich ausgebildeten Therapeuten oder Hebammen. Hierzu ist es neben der korrekten Anwendung der Reflexzonenmassage notwendig, auf mögliche Gefahrensituationen angemessen reagieren zu können. Hebammen wissen, was sie z. B. bei vorzeitigen Wehen tun können.

Fazit: Somit ist es durchaus möglich, die Reflexzonenmassage während der Schwangerschaft anzuwenden. Diese Therapieform ist oft in dieser Situation sogar besonders geeignet, da sie ohne weitere (meist schädliche oder gefährliche) Hilfsmittel auskommt. Allerdings sollte die Massage hier nur von ausgebildeten Fachkräften ausgeübt werden, die sich zusätzlich zur Reflexzonenmassage auch in der Geburtshilfe auskennen.

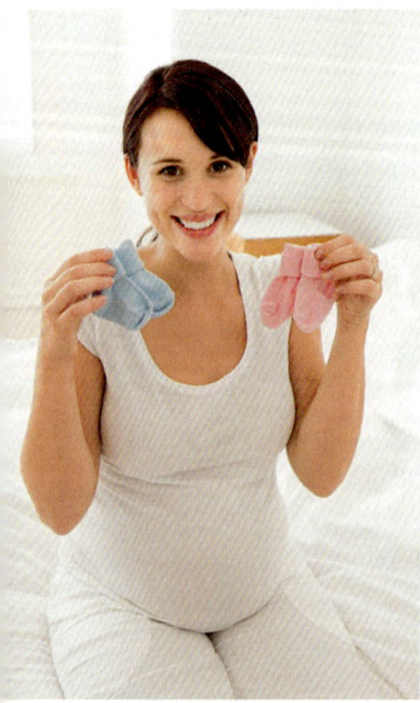

Übrigens: Auch ein Neugeborenes genießt sicherlich bereits eine sanfte und liebevolle Berührung an seinen kleinen Füßen.

Wie oft, wie lange und in welchem Abstand?

Gleich vorweg: Ein pauschales, allgemeingültiges Rezept zur Anwendung der Reflexzonenmassage gibt es nicht. Jeder Mensch, der von Ihnen massiert werden möchte, ist individuell. Ebenso wie die Ziele, die Sie mit der Massage verfolgen möchten. Ob Sie z. B. bestimmte Erkrankungen behandeln wollen oder ob Sie die Reflexzonenmassage ausüben, um bei einem Menschen das Wohlbefinden zu stärken, hat sicherlich unterschiedliche Auswirkungen auf diese Fragen.

Eine einzelne Reflexzonenmassage wird in etwa zwischen einer halben Stunde und einer ganzen Stunde in Anspruch nehmen. Aber grundsätzlich gilt: Richten Sie sich nach den individuellen Bedürfnissen des zu massierenden Menschen. Klären Sie mit ihm zu Beginn der Reflexzonenmassage das zeitliche Vorgehen ab. Dabei kommt es auf die vorhandenen Gegebenheiten dieses Menschen an. Bringt er ausreichend Zeit mit oder steht der nächste Termin schon an? Auch die Form der Beschwerden macht einen wesentlichen Unterschied: Handelt es sich vielleicht um eine chronische, lang andauernde Erkrankung? Dann sollten Sie mehrere einzelne Termine hintereinander einplanen. In diesem Fall braucht der Organismus i.d.R. mehr Behandlungsintervalle und auch längere Zeiten zwischen den einzelnen Massageterminen, um die gesetzten Reize zu verarbeiten und den Organismus somit umzustimmen. Oder ist es eine Erkrankung, die erst vor Kurzem auftrat und nur vorübergehend Beschwerden macht? Dann reichen vielleicht zwei bis drei Behandlungen, die ein- bis zweimal pro Woche durchgeführt werden können.

Massieren Sie so lange, wie es für Ihren Massagepartner angenehm ist.

Allerdings ist es im Normalfall nicht möglich, ein Symptom mit nur einer einzigen Behandlung dauerhaft zu beseitigen. Gestehen Sie dem menschlichen Körper, dem Geist oder der Psyche die Zeit und die Gelegenheit zu, die benötigt werden, um die Selbstheilungskräfte zu aktivieren.

TIPP

Denken Sie auch an die Veränderung von schädlichen Bedingungen

Einen Menschen ganzheitlich zu behandeln, bedeutet grundsätzlich auch, auf die Lebensumstände des Patienten einzugehen. Auch wenn Sie die Reflexzonenmassage optimal anwenden, dabei genau die richtigen Organzonen bearbeiten, und zusätzlich dem Menschen Ihre ganze liebevolle Aufmerksamkeit schenken, werden Sie nur wenig bis keinen Erfolg feststellen können, wenn zusätzliche schädliche Einflüsse im Leben dieses Menschen vorhanden sind. Dies können verschiedene Umweltbedingungen sein, wie z.B. dauerhafter negativer Stress, tief greifende Konflikte in der Partnerschaft, ebenso wie schädliche Gewohnheiten (Nikotin, Alkohol oder sonstige Drogen) oder auch finanzielle Sorgen und Existenzängste. Erst wenn es gelingt, solche Umstände zumindest abzumildern, kann der betroffene Mensch wirklich ganzheitlich gesund werden.

TIPP

Aktivieren oder eher beruhigen?

Es gibt bei der Reflexzonenmassage zwei grundsätzliche Richtungen: Sie können die Energie eines Menschen entweder anregen oder aber auch beruhigend einwirken. Welche Richtung Sie mit der Reflexzonenmassage im Einzelfall einschlagen möchten, liegt natürlich an dem vorhandenen Beschwerdebild des Massagepartners. Fehlt es einem bestimmten Organ an Aktivität, so können Sie dieses gezielt anregen, um z.B. die Nierentätigkeit und somit die Ausscheidungsfunktion anzukurbeln. Fühlt sich ein Mensch ängstlich, nervös und überdreht, dann werden Sie eher beruhigende Handgriffe einsetzen. Dabei kann es sinnvoll sein, die Tageszeit mit in die Überlegungen einzubeziehen, wann Sie die Massage durchführen. Zur Aktivierung sind z.B. eher die Morgenstunden oder die Zeiten während des Vormittages geeignet. Dagegen sollten Sie die späten Nachmittags- oder die Abendstunden eher zur Beruhigung nutzen bzw. entsprechend den individuellen Umständen des zu massierenden Menschen vorgehen.

Neben diesen Faktoren hängt die Dauer der einzelnen Behandlung auch von Ihren eigenen Fähigkeiten ab. Solange Sie zu Beginn Ihrer Tätigkeit mit der Reflexzonenmassage noch nicht so ganz vertraut sind, und Ihnen noch die notwendige Übung fehlt, werden die einzelnen Therapieeinheiten sicher etwas länger dauern. Nach und nach werden Sie jedoch bald bemerken, dass Ihre Bewegungen routinierter und sicherer werden – und die Massagebehandlung schließlich weniger Zeit in Anspruch nimmt. Bitte scheuen Sie sich nicht, sich gerade als Anfänger dieser Methode die notwendige Zeit zu nehmen, um sich an den Extremitäten zu orientieren und sich in den jeweiligen Menschen einzufühlen. In den meisten Fällen würde die zu massierende Person eine nur aufgesetzte Routine sehr schnell durchschauen.

INFO

Was Sie speziell bei Kindern beachten sollten

Es entsteht meist eine ganz besondere Form der Verbindung, wenn Sie Ihrem Kind über eine bewusste Berührung Liebe und Geborgenheit schenken. Die Reflexzonenmassage ist hierfür geradezu hervorragend geeignet. Achten Sie jedoch darauf, bei Kindern grundsätzlich mit einem geringeren Fingerdruck zu massieren. Außerdem sollten Sie die einzelnen Massageeinheiten wesentlich kürzer als bei einem Erwachsenen gestalten. Ein zeitlicher Rahmen von bis zu 15 Minuten ist bei Kindern meist völlig ausreichend.

Eigen- oder Fremdmassage

Wie Sie bisher bereits feststellen konnten, liegen die Vorzüge der Reflexzonenmassage u.a. in ihrer Vielseitigkeit und in der einfachen Anwendung dieser Methode. Dadurch ist es möglich, die Reflexzonenmassage auch bei Menschen anzuwenden, die mit anderen Therapie- oder Wellnessmethoden nicht oder nur sehr schwer zu erreichen sind. Vom Neugeborenen, über das Schulkind zum Teenager in der Pubertät bis hin zu älteren oder vielleicht pflegebedürftigen Menschen eignet sich diese Behandlung gleichermaßen sehr gut.

TIPP

Die Partnermassage

Begegnen Sie Ihrem Partner einmal auf eine ganz besondere Weise: mit einer Partnermassage der Reflexzonen. Sie werden erstaunt sein, wie Ihr Gegenüber und Sie selbst zu angenehmer Entspannung finden. Gleichzeitig wirkt die Reflexzonenmassage belebend auf Ihre Partnerschaft, alleine durch die positive Energie der sanften Berührung und der bewussten Aufmerksamkeit. Probieren Sie es aus, es lohnt sich – für Sie beide!

Kann ich die Reflexzonenmassage an mir selbst durchführen?

Mit der Reflexzonenmassage können Sie nicht nur andere Personen gezielt behandeln, sondern auch sich selbst. Diese Methode eignet sich hervorragend zur Selbstmassage. Dabei ist es völlig egal, welches Ziel Sie bei sich selbst verfolgen, ob Sie zu mehr Wohlbefinden gelangen möchten oder ganz konkret Beschwerden behandeln wollen: Dies ist mit der Reflexzonenmassage bei Ihnen selbst ebenfalls ganz einfach durchzuführen.

Hierdurch haben Sie eine wirksame Möglichkeit in Ihren eigenen Händen, zu sich selbst zu finden, das eigene Bewusstsein zu stärken und die Wahrnehmung Ihres Körpers und Ihrer eigenen Bedürfnisse zu fördern. Dies sind Faktoren, die im modernen stressbelasteten Alltag leider immer mehr vernachlässigt werden, und daher für eine ganzheitliche Gesundheit immer wichtiger werden.

Wie Sie bei der Eigenmassage am besten vorgehen, liegt ganz bei Ihnen. Wichtig ist immer, dass Sie sich dabei wohlfühlen. Die Grundregeln zur Reflexzonenmassage (wie z.B. die Gründe, die im Einzelfall gegen die Durchführung der Massage sprechen) und für das Vorgehen beim Massieren gelten gleichermaßen für die Eigenbehandlung wie auch für die Massage eines anderen Menschen.

Um die Fußreflexzonenmassage bei Ihnen selbst durchzuführen, gibt es zwei Grundhaltungen: entweder auf einem Stuhl sitzend oder im Schneidersitz. Falls Sie für sich die Position auf dem Stuhl wählen, setzen Sie sich bitte auf den vorderen Teil der Sitzfläche. Das eine Bein ist im rechten Winkel im Knie angebeugt und die Fußsohle hat festen Kontakt zum Boden. Legen Sie nun Ihr anderes Bein über Ihren Oberschenkel. Nun können Sie Ihren Fuß mit beiden Händen entspannt bearbeiten.

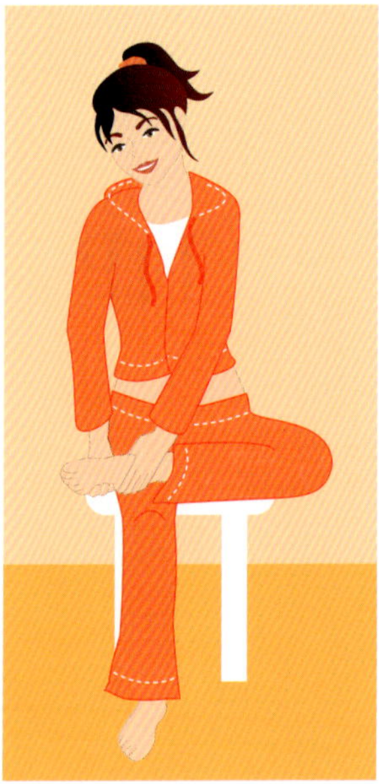

Im Schneidersitz funktioniert das Vorgehen im Grunde ähnlich. Das eine Bein liegt auf dem anderen Bein auf, sodass Sie Ihren Fuß mit den Händen massieren können. Bitte beachten Sie bei beiden Massagepositionen, dass die Haltung für Sie unbedingt bequem sein sollte. Falls eine der beiden Positionen mit Anstrengungen, Kraftaufwand oder Verspannungen verbunden ist, dann versuchen Sie die jeweils andere Position. Sollte auch diese nicht wirklich bequem durchführbar sein, weichen Sie bitte auf die Reflexzonenmassage der Hände oder der Ohren aus. Die Massage der Hände und der Ohren können Sie dagegen in jeder beliebigen Position durchführen.

Achten Sie auf den Wohlfühlfaktor: Schaffen Sie eine behagliche Atmosphäre

Wann wurden Sie das letzte Mal von einer anderen Person an den Füßen berührt? Es kann durchaus zuerst einmal ein etwas seltsames Gefühl sein. Die Berührung an den Füßen durch fremde Hände und dadurch der ungewohnte Hautkontakt stellen zunächst eine ganz besondere und meist ungewohnte Empfindung dar. Für viele Menschen ist diese Berührung an den Füßen unangenehm und stellt vielleicht sogar ein inneres Hindernis für die Behandlung dar. Erst nach und nach lernen diese Menschen, den Kontakt zuzulassen, bis sie ihn schließlich genießen können.

Umso wichtiger ist es, dass sich die zu massierende Person rundum wohlfühlen kann. Gerade zu Beginn einer Behandlungsserie hat eine angenehme Atmosphäre eine nicht zu unterschätzende Wirkung. Die Umstände rund um die Reflexzonenmassage sollten so gestaltet werden, dass Ihr Partner spüren kann: Hier fühle ich mich wohl, hier bin ich willkommen, ich kann Vertrauen aufbauen. Mit einer angenehmen Atmosphäre signalisieren Sie Ihrem Gegenüber – meist auf einer unbewussten Ebene –, dass er Sicherheit und Geborgenheit fühlen kann. Umso besser wird er sich auf die Behandlungen einlassen können. Dies ist wiederum eine sehr wichtige Voraussetzung für die Wirksamkeit Ihrer Behandlung.

TIPP

So wird es gemütlich und angenehm

Nutzen Sie z. B. folgende Möglichkeiten:

- *Der Raum sollte angenehm warm, aber nicht überheizt sein.*
- *Achten Sie auf die Beleuchtung: Optimal ist eine helle und freundliche Lichtquelle, die jedoch nicht grell und blendend sein sollte. Vielleicht ist auch eine indirekte Beleuchtung hilfreich.*
- *Sie können eine Duftlampe mit entspannungsfördernden ätherischen Ölen, wie z. B. Lavendel, Majoran, Zitrone, Fenchel oder Rosmarin verwenden. Achten Sie aber bitte darauf, dass der Duft nicht zu aufdringlich und intensiv im Raum vorhanden ist.*
- *Sorgen Sie evtl. für eine leise und ruhige Musik im Hintergrund. Gut geeignet dafür ist sowohl klassische Musik, aber auch melodische Popmusik oder spezielle Entspannungsmusik – ganz nach Ihrem individuellen Geschmack.*

Dass Sie während einer Reflexzonenmassage ungestört sein sollten, versteht sich von selbst. Störend sind z. B. Telefonanrufe, Besucher an der Haustür oder Störungen durch Familienangehörige. Bitten Sie den Behandelten vor der Massage, das Handy abzuschalten. Achten Sie natürlich auch selbst darauf, dass sich im Raum kein Telefon befindet und bitten Sie Ihre Familienmitglieder, in der nächsten Stunde ungestört bleiben zu können. Mit etwas Kreativität könnten Sie z. B. die Ampelfarben Rot und Grün an der Tür zum Massageraum anbringen und Ihren Angehörigen mit einer Wäscheklammer so signalisieren, dass der Raum gerade benutzt wird oder betreten werden kann. Wer weiß, vielleicht möchten Ihre Kinder diese Aufgabe übernehmen?

Während der Massage gilt: „Bitte nicht stören!"

Sorgen Sie in dem Raum, in dem Sie massieren, auch regelmäßig für frische Luft. Durch die Reflexzonenmassage werden Stoffwechselendprodukte des Organismus aktiviert und u. a. über die Atemluft ausgeschieden. Auch die Drüsensekretion wird angekurbelt, sodass Abfallstoffe des Körpers zusätzlich über die Haut den Körper verlassen können. Aus diesem Grund ist es notwendig, vor, zwischen und nach den Behandlungen den Raum kurz zu lüften, um die verbrauchte Luft auszutauschen. Auch aus energetischer Sicht sollten Sie immer wieder für einen Ausgleich sorgen: Alte verbrauchte Energien, die während einer Behandlung entstehen können, sollten einen Weg nach draußen finden können sowie neue frische Energien sollten zugeführt werden. Auch dies trägt wesentlich dazu bei, dass sich Ihr Massagepartner wohlfühlt.

Aus dem gleichen Grund sollten Sie während und v.a. nach der Reflexzonenmassage etwas zum Trinken bereitstellen. Am besten eignen sich hierfür reines Wasser oder verdünnte Fruchtsäfte. Wenn Sie die Reflexzonenmassage öfter anwenden, werden Sie feststellen, wie wohltuend für Ihren Partner und für Sie selbst danach ein Glas Wasser ist. Auch hierdurch wird die wichtige Ausscheidung von Stoffwechselendprodukten aus dem Körper unterstützt.

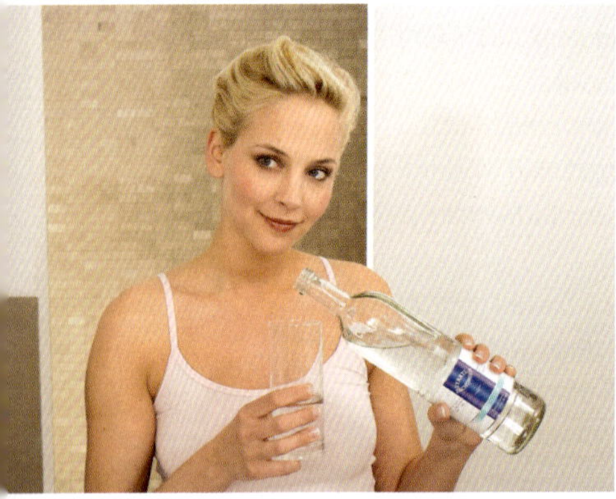

Legen Sie bei der Massage auch eine Decke für den Behandelten bereit. Wenn sich die zu massierende Person entspannt und sich weiter auf die Massage einlässt, dann reduzieren sich meist auch der Blutdruck und die Pulsfrequenz. Die Folge davon kann sein, dass Ihr Partner eher frieren wird, auch wenn der Raum gut temperiert ist. Und natürlich trägt es zur angenehmen Wirkung bei, wenn man sich dann so richtig kuschelig zudecken kann.

Trotz dieser Anforderungen an eine optimale Raumgestaltung: Der Raum muss nicht wirklich perfekt ausgestaltet sein. Die Reflexzonenmassage ist sicherlich z.T. deshalb so beliebt, weil sie sehr einfach und im Grunde fast an jedem Ort durchgeführt werden kann. Falls die Bedingungen einmal doch nicht so ganz passen – Ihr Partner wird Ihre aufmerksamen Berührungen trotz allem genießen und die positiven Wirkungen spüren können.

Die Massageposition: Hauptsache entspannt

Ob auf der Couch, im Bett, mit den Füßen auf einem Gymnastikball, auf der Massageliege, im Fernsehsessel oder sogar auf dem Fußboden – es gibt auch hierfür keine besonderen Vorschriften, welche Position der zu massierende Mensch am besten einnehmen sollte, aber die Lage sollte grundsätzlich bequem sein! Dies gilt für Ihren Partner ebenso wie für Sie selbst. Falls bei Ihnen während der Reflexzonenmassage Spannungszustände auftreten, dann ist dies ein Zeichen dafür, dass Sie sich noch nicht in der richtigen Position zum Behandelten befinden. Dessen Füße sollten für Sie so zugänglich sein, dass Sie sie leicht und bequem erreichen können. Falls Sie merken, dass Sie während der Massage Kraft benötigen, falls Sie an sich selbst vielleicht Haltungsschmerzen, Verspannungen oder ein Druckgefühl spüren, dann ändern Sie bitte Ihre Position. Auch Sie selbst, nicht nur Ihr Partner, sollten sich dabei wohlfühlen. Achten Sie daher immer auf eine entspannte, lockere Arbeitsweise.

Wohlfühlen während der Massage – wichtig für Sie selbst als auch für die zu massierende Person.

Bei der Fußreflexzonenmassage liegt die zu massierende Person am besten in Rückenlage, sodass die Füße für Sie frei zugänglich sind. Vielleicht wollen Sie auch Kopfkissen, Nackenkissen oder eine Knierolle bereithalten, um das Wohlbefinden dadurch zusätzlich zu unterstützen. Der Behandler sitzt vor den Füßen des Massagepartners. Achten Sie darauf, dass sich die Füße des zu massierenden Menschen und Ihre Hände in etwa auf der gleichen Höhe befinden. Optimal wäre z. B. ein Bürostuhl, auf dem Sie sitzen, den Sie individuell auf die richtige Höhe einstellen können. Bei der Massage von Händen und Ohren kann sich Ihr Massagepartner (und Sie selbst) natürlich auch in einer sitzenden Haltung befinden – so wie es für ihn und für Sie am bequemsten ist.

TIPP

Was zusätzlich wichtig ist

Bitte achten Sie außerdem auf folgende Punkte:

- *Atmen Sie während der Massage locker und fließend ein und aus. Halten Sie den Atem nicht an und vermeiden Sie krampfartiges Atmen.*
- *Stellen Sie mit Ihren eigenen Füßen festen Bodenkontakt her.*
- *Legen Sie Ihre Ober- und Unterarme an Ihrem Körper seitlich an. Strecken Sie Ihre Arme nicht aus. Falls Bewegungen nach vorn nötig sind, dann bewegen Sie Ihren Oberkörper und damit Ihre Arme bitte aus dem Becken heraus nach vorn. Alle anderen Bewegungen wären über einen längeren Zeitraum hinweg zu anstrengend und kraftraubend.*
- *Halten Sie immer Blickkontakt zu Ihrem Partner, um mögliche Reaktionen auf die Massage wahrnehmen zu können.*

Der Blickkontakt zur massierten Person und somit das Feedback ist gerade zu Beginn Ihrer Tätigkeit wichtig, um auch nonverbale Signale zu erkennen.

Unsichtbar, aber spürbar: Ihre innere Einstimmung

Kennen Sie diese Situation? Sie haben einen Termin beim Arzt, Therapeuten oder bei Ihrem Bankberater, im Nagelstudio oder einer ähnlichen Einrichtung. Voller Erwartung nehmen Sie selbst diesen Termin wahr. Doch schnell merken Sie, dass Ihr Gegenüber sehr im Stress ist, mit den Gedanken ganz woanders, vielleicht bereits beim nächsten Menschen, den er empfangen muss. Unaufmerksam und wie mechanisch muss er sich nun mit Ihnen beschäftigen. Eine negative – aber leider häufige – Situation, die Ihnen im Alltag vermutlich hin und wieder begegnet. Sie fühlen sich dabei sicherlich nicht sonderlich angenommen und willkommen, und können sich wahrscheinlich nicht wirklich auf den Termin einlassen.

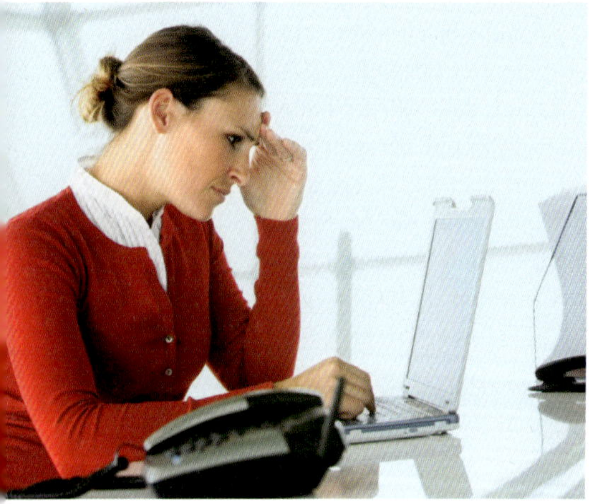

Ebenso verhält es sich bei der Reflexzonenmassage. Ihre eigene Ausstrahlung macht bereits einen Teil Ihres Behandlungserfolges aus. Machen Sie sich diesen Umstand bitte immer bewusst. Auf einer unterschwelligen Ebene erfasst der Mensch, der zu Ihnen kommt, Ihre eigene Einstellung, Ihr Gleichgewicht und Ihre innere Ruhe. Faktoren, die Sie unmerklich nach außen tragen, ob Sie es wollen oder nicht, da durch die Berührungen und die vielleicht nicht vertraute Nähe für diesen Menschen eine ganz besondere Situation entsteht.

Deshalb ist es wichtig, dass Sie für sich selbst optimale Umstände schaffen. Massieren Sie nie unter Zeitdruck! Es würde dabei nur ein liebloses und automatisches Bearbeiten Ihres Partners entstehen. Versuchen Sie, ein paar Minuten vor der Massage Frieden in Ihren Gedanken zu finden. Lassen Sie Ihre eigenen Probleme und Ängste zur Ruhe kommen. Stimmen Sie sich innerlich auf den Menschen, den Sie massieren, ein und bereiten Sie sich gedanklich und gefühlsmäßig auf die Massage vor.

Nehmen Sie sich die notwendige Zeit und die Ruhe für die Reflexzonenmassage. Während der Massage ist es wichtig, dass Ihre volle Aufmerksamkeit und Konzentration auf den Menschen und die Massage gerichtet sind. Das ist ein ganz besonderes, fast tranceähnliches Empfinden, das für Sie selbst auch sehr wohltuend sein kann. Alles andere wird dabei unwichtig und Sie spüren: Sie sind im Fluss mit dem, was Sie tun. Dadurch finden Sie selbst zu mehr Ausgeglichenheit und Harmonie, was wiederum positiv auf den zu massierenden Menschen wirkt.

TIPP

Alle Störungen ausschalten

Dazu gehört auch, dass Sie evtl. störenden Schmuck ablegen. Nehmen Sie Ringe, Armketten oder baumelnde Halsketten vor der Behandlung ab. Stecken Sie Ihre Haare fest, damit sie Ihnen während der Behandlung nicht in die Augen fallen. Ziehen Sie keine unbequeme enge Kleidung an. Zusätzlich ist es wichtig, dass Sie während der Behandlung mit Ihrem Partner keine weitreichenden Gespräche führen, vielleicht sogar über belastende Themen. Vereinbaren Sie vorher mit Ihrem Behandelten, dass Sie sich – wenn überhaupt – nur über die Empfindungen während der Massage unterhalten, die Ihr Partner spürt. Alles andere ist in diesem Moment gerade zweitrangig.

Sind Hilfsmittel notwendig?

Alle Hilfsmittel, die Sie zur Reflexzonenmassage benötigen, haben Sie immer bei sich: Ihre Hände. Mehr benötigen Sie zu einer guten Massage nicht. Nachdem Ihr Partner seine Füße gereinigt hat, können Sie mit der Massage beginnen. Verwenden Sie bitte keinesfalls Öle, Cremes, Fußsprays, Puder o. Ä. Dadurch könnten Sie die Massage nicht mehr durchführen, da Ihnen der Fuß Ihres Partners buchstäblich entgleiten würde. Sie würden auf der glatten Hautoberfläche mit Ihren Händen abrutschen und somit die Reflexzonenmassage unmöglich machen.

TIPP

Die richtige Pflege nach der Massage

Selbstverständlich können Sie nach Beendigung der Reflexzonenmassage die Füße oder Hände des Behandelten zusätzlich verwöhnen, indem Sie ein natürliches Massageöl, eine Salbe oder ätherische Öle verwenden. Zur Entspannung der Füße eignen sich hierbei sehr gut z. B. Rosen-, Lavendel- oder Thymianöl. Um müde und beanspruchte Füße etwas anzuregen, besitzen Öle wie z. B. Orange, Mandarine, Grapefruit, Bergamotte, Kiefer oder auch Eukalyptus eine stimulierende Wirkung. Berücksichtigen Sie aber immer auch die Vorlieben Ihres Partners.

Ist der Einsatz von Massagebällen, Fußrollern & Co. empfehlenswert?

Zunächst einmal: Die Berührung einer menschlichen Hand, der sanfte und einfühlsame Hautkontakt beim Massieren und die damit verbundene Aufmerksamkeit, die Sie einem anderen Menschen schenken, lässt sich mit keinem einzigen Hilfsmittel erreichen. Die Möglichkeiten des menschlichen Kontakts kann kein Gerät ersetzen.

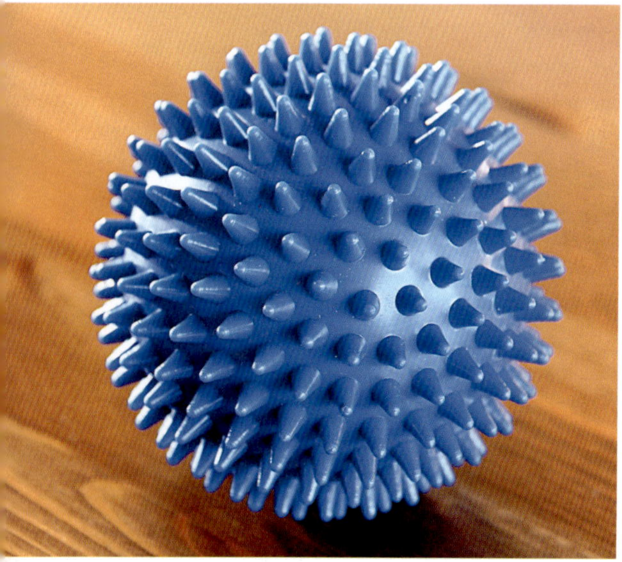

Trotzdem gibt es einige Hilfsmittel, die als Ergänzung zur Massage eingesetzt werden können. Eine gezielte Behandlung einzelner Zonen ist damit zwar nicht gewährleistet, aber gerade bei der Selbstbehandlung durch die Reflexzonenmassage leisten solche Geräte gute Dienste, da sie bei einer häufigeren Durchführung der Eigenmassage zusätzlich für Abwechslung neben der reinen Massage sorgen können. Zur Fremdmassage sind diese Hilfsmittel allerdings nicht geeignet. So gibt es z. B. sogenannte Fußroller, die mit Rollen versehen sind, und durch eine besondere Oberflächenbeschaffenheit verschiedene Reize an den Fußsohlen setzen können. Ebenso ist es möglich, die Reflexzonen der Hände z. B. mit einem Golfball zu aktivieren, den Sie in Ihrer Hand rotieren lassen. Darüber hinaus gibt es zur Handmassage sogenannte Qi-Gong-Kugeln, deren Einsatz Sie auf S. 58 noch genauer kennenlernen werden.

Die Vorbereitung

Bevor Sie nun schließlich zu massieren beginnen, sollten Sie nochmals kurz in sich gehen und spüren, wie Sie ganz bei sich selbst sind. Fühlen Sie sich geerdet und zentriert? Sind Sie selbst körperlich und geistig gesund, um mit Ihrer eigenen Energie auf einen anderen Menschen positiv einwirken zu können? Atmen Sie einige Male tief durch, lassen Sie Ihren Atem bis tief hinab in Ihr Zwerchfell fließen, ohne etwas erzwingen zu wollen, und nehmen Sie über die Atemluft zusätzlich positive Energie in sich auf.

TIPP

Ihr Ritual zu Beginn der Massage

Viele Menschen, die andere Personen gezielt und aufmerksam begleiten, haben für sich selbst ein individuelles Ritual zu Beginn der Behandlung gefunden. Rituale sind in unserem Alltag sehr wichtig. Sie stärken den Menschen, geben den notwendigen Glauben und die Sicherheit. Ein kleines Ritual stärkt auch das Vertrauen in Ihre eigenen Fähigkeiten sowie in Ihre heilenden Kräfte. Entwickeln Sie ein eigenes individuelles Vorgehen, das ganz persönlich zu Ihnen passt. Verbinden Sie es evtl. mit Ihrer Atmung, zünden Sie vielleicht eine Kerze an oder sprechen Sie in Gedanken einen kurzen positiven Text. Oft ist es auch sehr hilfreich, wenn Sie sich in Ihrer Vorstellung an einen Ort begeben, wo Sie sich wohlfühlen können. Vielleicht gibt es eine bestimmte Situation, an die Sie sich gerne zurückerinnern? Viele Menschen spüren während ihres Rituals für sich auch ein Gefühl der Dankbarkeit für das Leben an sich. Egal, wie Ihr eigenes Ritual aussieht, wichtig ist nur, dass es stärkend auf Sie wirkt, Sie positiv unterstützt und ganz persönlich auf Sie abgestimmt ist.

Auch das ist wichtig, aber im Grunde versteht es sich von selbst: Ihre Fingernägel sollten selbstverständlich gepflegt und kurz geschnitten sein, um beim Massieren die Haut des Partners nicht zu verletzen. Achten Sie bitte auch immer auf warme Hände, bevor Sie den zu massierenden Menschen anfassen. Berührungen mit kalten Händen werden oft als unangenehm empfunden und bewirken meist eine automatische Verspannung der Muskulatur. Reiben Sie Ihre Handflächen vor der Massage einige Male aneinander oder waschen Sie sich die Hände mit warmem Wasser und rubbeln Sie sich danach die Hände mit einem flauschigen Handtuch ab. Dadurch erreichen Sie, dass sich Ihre Hände angenehm warm und wohltuend anfühlen.

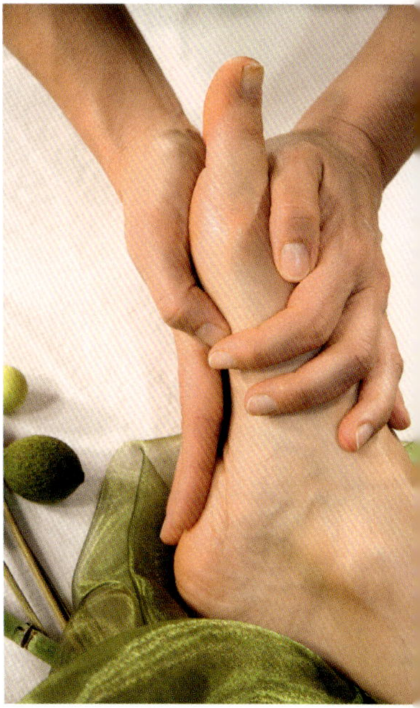

Um Ihre Hände bei Ihrer Tätigkeit nicht zu überlasten, können Sie vor und während der Massage Ihre Hände immer wieder durch verschiedene Übungen lockern und dehnen. Schütteln Sie Ihre Hände einfach immer wieder aus, lockern Sie Ihre Finger durch Bewegungen wie beim Klavierspielen und machen Sie Dehnübungen der Finger und Hände. Beachten Sie bitte: Falls sich Ihre Hände müde anfühlen, verkrampfen oder verspannen, werden Sie auch Ihren Partner nicht mehr wirkungsvoll massieren können.

Die praktische Anwendung

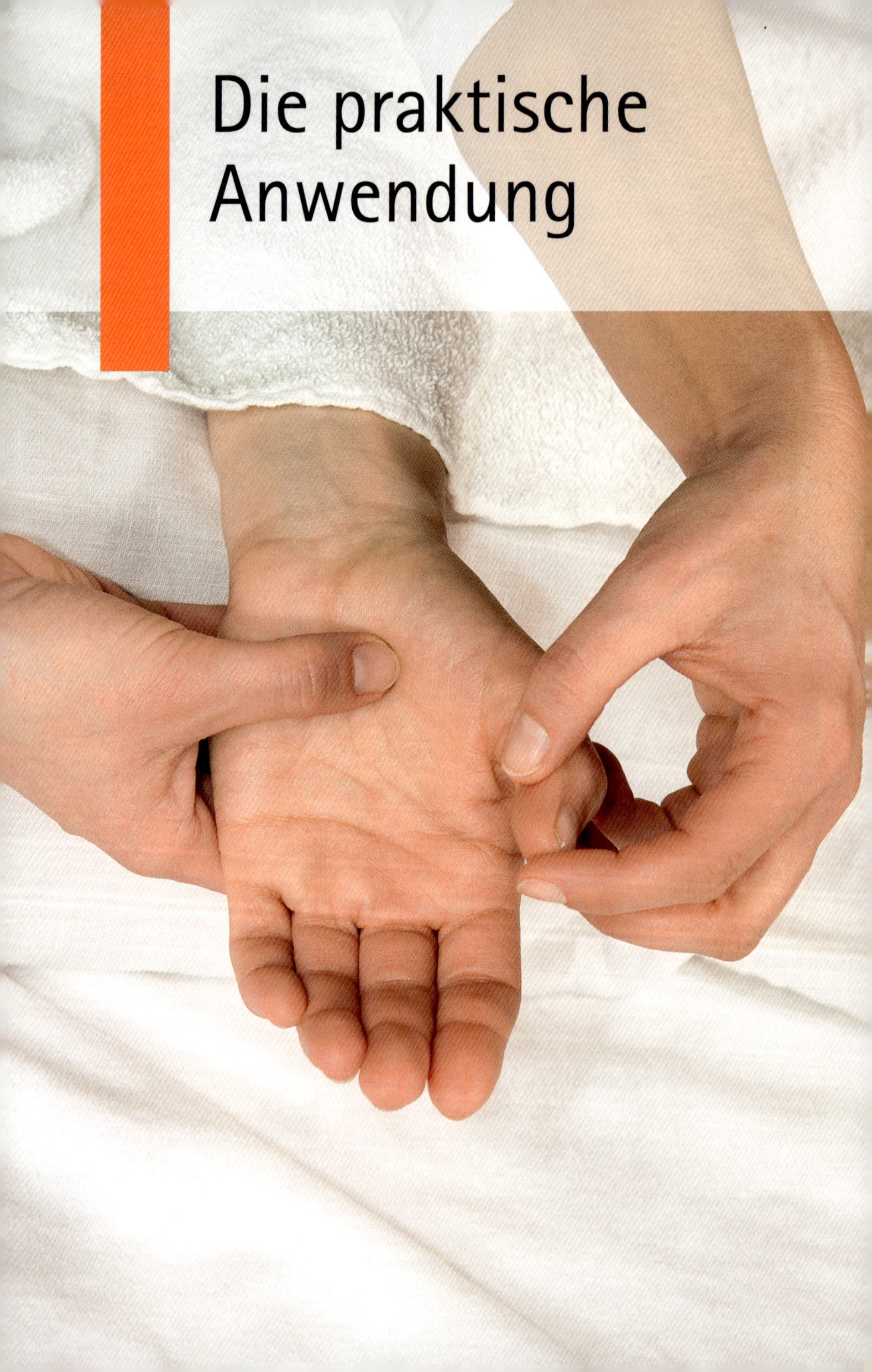

Die Durchführung der Reflexzonenmassage

Nachdem Sie nun alle notwendigen theoretischen Hintergründe kennengelernt haben, können Sie sich nun voll und ganz auf die praktische Durchführung der Reflexzonenmassage stürzen. Der Begriff „Massage" ist dabei allerdings nicht ganz zutreffend. Die Technik des Massierens unterscheidet sich wesentlich vom Vorgehen z. B. bei einer Ganzkörpermassage. Sind es bei einer Körpermassage großflächige knetende und streichende Bewegungen, so setzen Sie bei der Reflexzonenmassage eher punktuelle Reize und arbeiten mehr mit gezieltem Druck Ihrer Finger als mit größeren Bewegungen. Durch die Reflexzonenmassage setzen Sie einzelne Impulse an bestimmten Zonen und harmonisieren dadurch den Energiefluss. Dies führt daraufhin sozusagen zu Fernwirkungen an verschiedenen Organen und Körperstrukturen. Es geht nicht darum, direkt vor Ort z. B. ein verhärtetes Gewebe zu massieren oder am Fuß bestimmte Muskelgruppen zu lockern. Beachten Sie bitte grundsätzlich: Der Einsatz von Muskelkraft ist bei der Reflexzonenmassage deshalb meist nicht notwendig. Dies würde dem Massierten sogar eher schaden als helfen. Eine Verkrampfung der Muskulatur durch einen erhöhten Kraftaufwand und ein zumindest unbewusster Widerstand als Reaktion gegen die Behandlung wären die negativen Folgen. Die Reflexzonenmassage ist eine sehr sanfte und einfühlsame Methode. Arbeiten Sie aufmerksam und mehr mit Ihrem Fingerspitzengefühl (nachfolgend werden Sie sehen, dass dies durchaus wörtlich zu nehmen ist) und gehen Sie fast schon intuitiv durch Ihre Berührung auf Ihren Massagepartner ein. So schaffen Sie eine wohltuende Entspannung und dadurch die Voraussetzungen, die nötig sind, damit die zu massierende Person sich öffnet und schließlich bereit ist für positive Veränderungen.

Intuition, Einfühlungsvermögen und Fingerspitzengefühl sind Ihre wichtigsten Instrumente.

TIPP

Üben Sie an sich selbst

Bevor Sie bei jemandem die Reflexzonenmassage zum ersten Mal durchführen, proben Sie die Massagetechniken an sich selbst. Am besten eignen sich hierfür Ihr Unterarm oder Ihre Hand. Um eine Behandlungsmethode wirkungsvoll anwenden zu können, sind die eigenen Erfahrungen oft sehr wichtig, um dabei unmittelbar am eigenen Leib zu erleben, wie sich diese Methode anfühlt.

Je öfter Sie die Reflexzonenmassage anwenden, desto leichter wird es Ihnen gelingen, ganz intuitiv die richtigen Bereiche mit optimal dosiertem Druck zu bearbeiten. Achten Sie gerade zu Beginn des Massierens darauf, dass Sie Ihre Bewegungen aufmerksam und bewusst durchführen. Falls Ihre Finger nur noch mechanische, monotone oder verkrampfte Bewegungen ausführen, dann versuchen Sie, Ihre Aufmerksamkeit wieder bewusst in Ihre eigenen Hände zu lenken.

INFO

Minimaler Reiz erzeugt maximale Wirkung

Ein Psychiater und ein Pharmakologe stellten um das Jahr 1900 die nach ihnen benannte Arndt-Schulze-Theorie auf. Dieses sogenannte biologische Gesetz beschreibt die Wirkung auf jeweils unterschiedlich intensive Reize. Ein Umstand, der besonders bei der praktischen Arbeit mit der Reflexzonenmassage immer wieder beobachtet werden kann: Schwache Reize aktivieren die Lebenskraft, starke Reize hemmen und behindern sie hingegen, und sehr starke Reize lähmen sogar die Energie. Denken Sie doch einmal an die Wirkung des Sonnenlichts: Falls wir der Sonne zu nahe kommen würden, dann würde uns die Hitze so sehr schaden, dass wir nicht mehr existieren könnten (sehr starker Reiz). Ein starker Reiz der Sonnenenergie bewirkt evtl. einen Sonnenbrand, der je nach Ausprägung bis hin zur Verbrennung führen kann. Und wie angenehm ist es doch, wenn wir die warmen Sonnenstrahlen auf unserer Haut fühlen (schwacher Reiz)! Auch hier gilt der Grundsatz – wie so oft in der Naturheilkunde: Viel hilft nicht immer wirklich viel!

Wie Sie bei der Massage vorgehen

Die Reflexzonenmassage eignet sich zur Behandlung von verschiedenen Erkrankungen. Aber auch zur regelmäßigen Wohlfühlmassage können Sie diese Methode hervorragend anwenden. Wie Sie bei der Massage im Einzelnen vorgehen, ist davon abhängig, welches dieser beiden Ziele Sie mit der Reflexzonenmassage verfolgen wollen.

So führen Sie eine Massage durch:

Zur gezielten Behandlung einer bestimmten Erkrankung massieren Sie nacheinander ganz bestimmte festgelegte Punkte an den Füßen, Händen bzw. Ohren. Bei unterschiedlichen Krankheiten stehen jeweils unterschiedliche Punkte und Flächen zur Verfügung, die Sie in diesem Falle massieren sollten. Dabei unterstützen Sie die Landkarten zur schnellen Orientierung, die die jeweiligen Zonen des Körpers an Füßen (s. S. 26 ff.), Händen (s. S. 31 f.) und Ohren (s. S. 34 f.) abbilden. Wie Sie diese Bereiche genau massieren und welche dieser Punkte Sie bei speziellen Erkrankungen massieren sollten, sehen Sie in den nächsten Kapiteln.

Zur Wohlfühlmassage bearbeiten Sie systematisch und vollständig die Flächen beider Füße bzw. beider Hände oder Ohren. Sie werden erstaunt sein, wie wohltuend und entspannend sich Ihr Massagepartner dabei fühlen wird. Auch dazu erfahren Sie Einzelheiten in den nächsten Abschnitten.

TIPP

Übung macht den Reflexzonen-Meister

Wie so oft: Mit jeder einzelnen Reflexzonenmassage, die Sie durchführen, werden Sie reicher an Erfahrungen. Mehr und mehr bekommen Sie Übung darin und Ihre Bewegungen werden mit der Zeit immer flüssiger und gehen schließlich in Fleisch und Blut über. Achten Sie aber immer darauf, dass keine mechanische Routine entsteht! Nutzen Sie zu Beginn jede Möglichkeit, die sich Ihnen bietet, die Reflexzonenmassage auszuüben. Familienangehörige stellen sich hier meist gerne als freiwilliges Übungsobjekt zur Verfügung – nur zu!

Die Technik des Massierens ist in beiden Fällen mit Ausnahme einiger Einzelheiten im Grunde identisch. Die Reflexzonenmassage setzt sich grundsätzlich aus einer Kombination von verschiedenen Handgriffen zusammen. Dabei wird meist zwischen den reinen Grundtechniken und zusätzlichen Handgriffen unterschieden. In den nächsten beiden Kapiteln sehen Sie Schritt für Schritt, wie Sie konkret die Grundtechniken und die zusätzlichen Handgriffe ausführen und praktisch anwenden können.

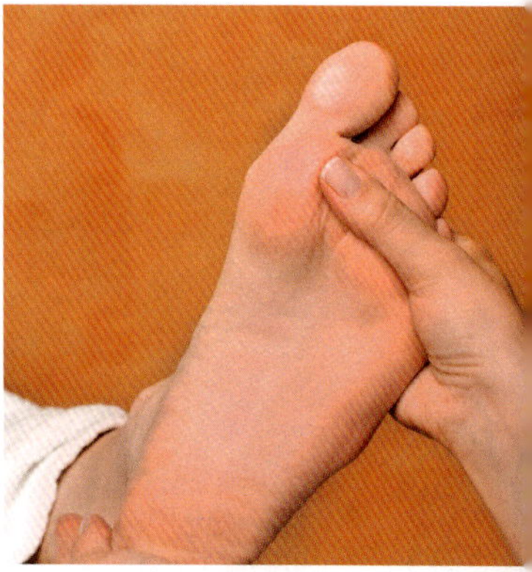

Die Grundtechniken des Massierens

Es gibt bei der Reflexzonenmassage einige Grundtechniken sowie zusätzliche Handgriffe, die Sie beliebig einsetzen und variieren können. Sie arbeiten dabei grundsätzlich immer mit beiden Händen. Mithilfe dieser Techniken massieren Sie entweder bestimmte Zonen, um verschiedene Erkrankungen

TIPP

Entwickeln Sie Ihren eigenen Massagestil

Mit jeder Reflexzonenmassage, die Sie durchführen, wird es Ihnen leichterfallen, eine Kombination aus verschiedenen Grundtechniken und zusätzlichen Handgriffen anzuwenden, die Ihnen persönlich am ehesten entspricht. Sie entwickeln dadurch einen individuellen Massagestil. Experimentieren Sie ruhig ein bisschen, bis Sie Ihre eigene Art des Massierens gefunden haben!

Handreflexzonenmassage mit Qi-Gong-Kugeln

Qi-Gong-Kugeln, das sind zwei meist kunstvoll verzierte Kugeln, die man in einer Hand hält und in der Handfläche kreisen lässt. Durch diese Technik wird über die Reflexzonen der Handfläche die Lebensenergie aktiviert. Diese Art der Reflexzonenmassage lässt sich bis ins China der Ming-Dynastie (ca. 14.–17. Jahrhundert) zurückverfolgen. Das Wort Qi ist in China gleichbedeutend mit dem Begriff der Lebensenergie, die mithilfe der beiden Kugeln wieder in Fluss gebracht wird.

Die Wirkweise

Meist wird durch die Bewegung der einen Kugel ein hoher Klang erzeugt, durch die zweite Kugel entsteht ein tiefer Ton. Diese unterschiedlichen Klänge spiegeln als Sinnbild die beiden Gegensätze wider, Yin und Yang. Zunächst waren die Kugeln dafür gedacht, die Fingerfertigkeit zu trainieren. Hierfür wurden meist Nüsse, Steine oder andere kugelförmige Gegenstände verwendet. Erst später wurden durch das Handwerk Kugeln geformt, die schließlich mehr und mehr zur Anregung der Lebensenergie Verwendung fanden.

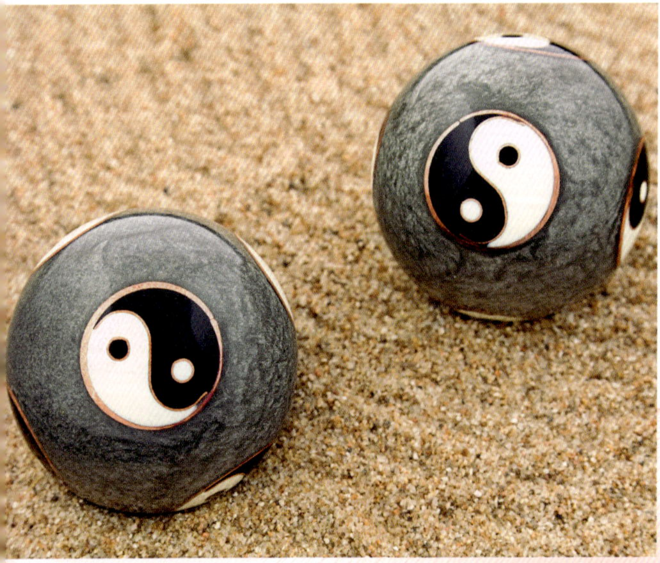

Im Grunde ist es sehr einfach, die beiden Kugeln in der Handfläche rotieren zu lassen. Allerdings gibt es dazu eine Vielzahl von verschiedenen Übungen. Versuchen Sie z. B. einmal, die beiden Kugeln zu bewegen, ohne dass sie sich berühren. Das ist sicherlich bereits etwas schwieriger.

Ob nun durch die Bewegung der Kugeln die Lebensenergie in Schwung kommt, oder – wie es die Schulmedizin sehen würde – die Durchblutung der Handflächen gesteigert wird, so ist es sicher eine interessante Geschicklichkeits- sowie Feinmotorikübung. Außerdem steigert die Bewegung zusätzlich die Konzentrationsfähigkeit, die Körperwahrnehmung und die Aufmerksamkeit.

zu behandeln, oder Sie bearbeiten auf diese Weise komplett jeweils beide Füße, Hände oder Ohren, um dadurch das Wohlbefinden Ihres Massagepartners zu steigern.

Folgende Grundtechniken stehen Ihnen zur Verfügung:

Die Stütztechnik
Dies ist ein grundsätzliches Vorgehen bei der Massage der Reflexzonen. Die weiteren Grundtechniken, die nachfolgend beschrieben sind, können Sie je nach Bedarf im Wechsel einsetzen. Die Stütztechnik dagegen ist eine Grundhaltung, die Sie während der gesamten Massage beibehalten sollten. Wie Sie gesehen haben, befinden sich immer beide Hände z. B. am Fuß des zu Massierenden. Dabei wird die Hand, die die Massagebewegungen ausführt, Massagehand genannt. Die andere Hand bezeichnet man als Stützhand. Diese Hand hat eine sehr wichtige Aufgabe: Sie stabilisiert passiv den Fuß (bzw. die Hand oder das Ohr) des Patienten, ohne sich selbst zu bewegen, während die andere Hand aktiv massiert. Die Stützhand hält den Fuß fest, unterstützt ihn somit und gewährleistet, dass der Fuß dem Massagedruck nicht ausweichen oder nachgeben kann. Außerdem ist es im Bereich der Zehen wichtig, dass die Stützhand an den Zehen einen entsprechenden Gegendruck zur Massagebewegung bildet, damit die Zehen nicht nach hinten umknicken können. Stellen Sie deshalb bitte immer sicher, dass sich die Stützhand am richtigen Ort befindet.
Die Stützhand bewirkt darüber hinaus noch einen weiteren Effekt: Die großflächige Berührung mit Ihrer gesamten Hand (von den Fingern bis zum Daumenballen) erzeugt beim Massagepartner ein sicheres und geborgenes Gefühl. Gerade für die Wohlfühlmassage ist dies ein wichtiger Faktor.

Die Daumenbewegung
Ihr Daumen ist bei der Reflexzonenmassage das wichtigste Instrument, das Sie am häufigsten zur aktiven Bewegung einsetzen werden.

Die Daumenbewegung wird auch Raupenbewegung genannt. Diese Bezeichnung spiegelt die typische Form der Daumenbewegung bei der Reflexzonenmassage wider: Legen Sie Ihren Daumen an eine bestimmte Stelle des Fußes oder der Hand, die Sie massieren möchten. Beachten Sie dabei, dass die restlichen Finger ebenfalls Kontakt halten. Wenn Sie die Fußsohle mit dem Daumen massieren, dann umfassen Sie den Fuß mit den restlichen Fingern, sodass diese auf dem Fußrücken zum Liegen kommen und den Fuß zusätzlich stabilisieren. Auch der Daumenballen der Massagehand liegt am Fuß eng an.

Eine sehr häufige Grundtechnik der Reflexzonenmassage: die Daumenbewegung.

INFO Herausragende Funktion: Ihr Daumen

Der Daumen besitzt in der menschlichen Anatomie eine Sonderstellung: Er ist mit seinen Bewegungsrichtungen nicht nur den anderen Fingern entgegengerichtet. Auch die Daumenmuskulatur weist eine Besonderheit auf: Der Daumenballen bildet die Muskelgruppe, die die Beugebewegungen des Daumens ermöglicht. Und diese Muskulatur ist – anders als bei den restlichen Fingern – direkt an der Handfläche vorhanden. Somit stellt sich die Frage: An welcher Stelle befinden sich dann die Muskeln der restlichen Finger, wenn nicht an der Hand? Sie sind am Unterarm zu finden, also verhältnismäßig weit entfernt vom Ort der Bewegung. Dieser Umstand weist den menschlichen Daumen gegenüber den anderen Fingern als besonderes Werkzeug aus.

So sieht das genaue Vorgehen – sozusagen in Zeitlupe – aus: Zunächst ist Ihr Daumen etwas gestreckt. Die Fingerkuppe liegt z. B. an der Fußsohle auf ①. Anschließend beugen Sie Ihren Daumen im Endgelenk etwas, sodass nun Ihre Daumenkuppe in dieser Phase den nötigen Druck erzeugt ②. Achten Sie darauf, dass der Druck Ihres Daumens fast senkrecht von oben erfolgt. Durch die Beugung Ihres Daumens entsteht dabei der beabsichtigte Massagedruck. Hier können Sie durchaus tief in das Gewebe eindrücken. Beachten Sie aber immer die Reaktionen Ihres Gegenübers. Treten Schmerzen bei Ihrem Massagepartner auf, nehmen Sie bitte den Druck sofort etwas zurück ③. Als nächsten Schritt entspannen Sie Ihren Daumen wieder, sodass sich Ihr Daumenendgelenk wieder etwas streckt ④. Während dieser Streckung bewegt sich die Daumenkuppe ein kleines Stück nach vorn (einige Millimeter genügen), sodass durch diese Bewegung die charakteristische Fortbewegungsart einer Raupe entsteht. Nun befindet sich Ihr Daumen in der Ausgangslage und die Bewegung (Beugung, anschließende Streckung und Vorwärtsbewegung) erfolgt von Neuem.

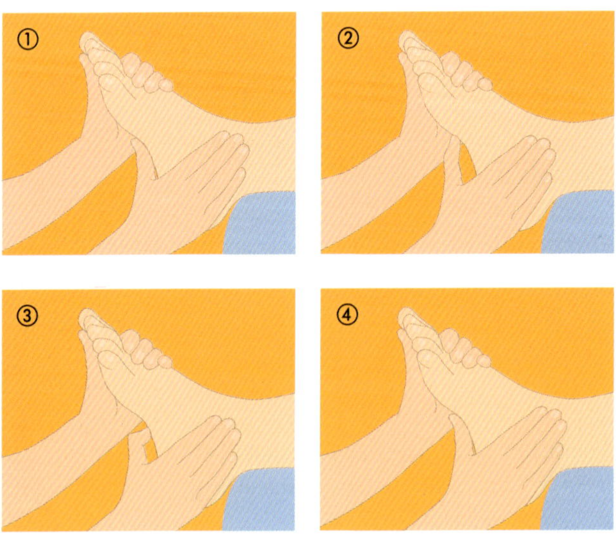

Auf diese Weise bewegt sich Ihr Daumen Stück für Stück immer weiter nach vorn. Dadurch entsteht eine wellenförmige Bewegung, die bei etwas Übung flüssig und dynamisch abläuft. Es wechselt sich somit immer eine kurze Phase der Aktivität (Beugung des Daumenendgelenks und dadurch Daumendruck auf das Gewebe) mit einer kurzen Phase der Passivität (Streckung des Daumenendgelenks und dadurch Entspannung und Fortbewegung nach vorn) ab.

Darauf sollten Sie bei der Daumenbewegung achten:

- Die Bewegung ist immer nach vorn gerichtet, nie zurück.
- Strecken Sie Ihren Daumen niemals vollständig durch oder überstrecken Sie ihn gar!
- Allein die Daumenkuppe erzeugt den Kontakt zum Massagepartner. Legen Sie doch einmal Ihre flache Hand mit der Handfläche nach unten auf eine ebene Unterlage. Spüren Sie, mit welchem Anteil Ihr Daumen aufliegt? Dies ist genau die Stelle, die den Kontakt herstellt.
- Die Fortbewegung des Daumens nach vorn erfolgt grundsätzlich in der Phase der Entspannung.
- Halten Sie mit Ihrem Daumen in jeder Phase der Daumenbewegung Kontakt zu der zu massierenden Stelle.
- Durch den Wechsel von aktiver Beugung und passiver Streckung erreichen Sie ein Wechselspiel von zu- und abnehmenden Massagereizen. Dies wirkt aktivierend auf die Energie der zu massierenden Person.
- Achten Sie darauf, dass Ihre eigenen Bewegungsimpulse eher aus der Schulter stammen sollten – und weniger aus dem Daumen selbst. Sie vermeiden dadurch eine langfristige Überlastung Ihres Daumens. Der Ellenbogen ist dabei im rechten Winkel gebeugt.
- Der Bewegungsablauf der Daumentechnik sollte ruhig, aber gleichmäßig, flüssig und rhythmisch erfolgen.
- Verwenden Sie die Daumenbewegung nur an den Füßen oder an den Händen, nicht an den Ohren des Patienten.

Die Zeigefingerbewegung

Mit dem Zeigefinger erreichen Sie Stellen, die mit dem Daumen nur schwierig zu massieren sind.

An manchen Bereichen des Fußes oder der Hand kann es manchmal etwas schwierig sein, mit der Daumenbewegung zu massieren. Dies ist z. B. der Fall an den Zehen oder den Fingern, insbesondere wenn Sie in den Zehenzwischenräumen massieren. Hierfür können Sie die Zeigefingerbewegung verwenden. Im Grunde funktioniert die Zeigefingerbewegung genauso wie die Daumenbewegung: Ausgangspunkt ist der gestreckte Zeigefinger, anschließend beugen Sie das Fingerendglied, sodass die Zeigefingerkuppe Druck auf das Gewebe des zu Massierenden ausübt. Anschließend entspannen Sie Ihren Finger wieder und gehen gleichzeitig ein kleines Stück nach vorn. Auch hier ergibt sich durch dieses Vorgehen eine Fließbewegung zwischen zu- und abnehmendem Massagedruck. Beachten Sie dabei bitte wiederum, dass Sie Ihren eigenen Finger nicht überstrecken! Auch hier wäre eine Überlastungsreaktion Ihres Zeigefingers die unangenehme Folge.

TIPP

Achten Sie auf Stabilität

Auch bei der Zeigefingerbewegung ist es sehr wichtig, dass Sie den Fuß bzw. die Hand der zu massierenden Person stützen. Gerade im Bereich der Zehen oder der Finger können schnell unangenehme Reaktionen auftreten, falls diese Bereiche nach vorn, hinten oder zur Seite abweichen können. Daher ist Ihre Stützhand bei dieser Technik umso wichtiger. Auch die Massagehand hat größtmöglichen Kontakt zum massierten Fuß bzw. zur Hand.

Die Zangenbewegung

Diese Massagetechnik entsteht durch das Zusammenspiel von Daumen- und Zeigefingerkuppe. Besonders an der Ohrmuschel, z.T. aber auch an den Füßen und Händen kommt diese Grundtechnik zum Einsatz. Nehmen Sie z.B. die Ohrmuschel zwischen Ihren Daumen und Ihren Zeigefinger und drücken Sie damit die Ohrmuschel von beiden Seiten leicht zusammen. Diese Bewegung wird auch als Pinzettengriff bezeichnet.

TIPP

Setzen Sie die Zangenbewegung vielseitig ein

Diese Technik können Sie bei Bedarf auch etwas variieren:

- *Durch die Zangenbewegung können Sie auf einen bestimmten Bereich punktuell Druck ausüben. Dabei bewegen Sie nicht Daumen und Zeigefinger, sondern die Fingerspitzen werden aufeinandergepresst.*
- *Sie können aber auch mit beiden Fingern gleichzeitig eine streichende Bewegung ausführen, sodass Sie Ihre Finger z.B. am Ohrläppchen nach unten ziehen.*
- *Oder: Der Daumen bleibt unbewegt. Der Zeigefinger kreist über der Daumenkuppe und massiert somit kreisförmig z.B. das Ohrläppchen.*

Die Sedierungstechnik

Mit der Sedierungstechnik haben Sie ein sehr wirkungsvolles Instrument an der Hand, um vorhandene Schmerzen zu lindern. So können Sie diese Technik z.B. bei Zahnschmerzen anwenden, ebenso wie bei Koliken,

Regelschmerzen, Kopfschmerzen, Migräne oder sogar bei Wirbelsäulenschmerzen, Bandscheibenvorfällen oder Ischiasschmerzen. Auch bei akuten Schmerzen aufgrund einer Verletzung ist dieser Griff als Erste Hilfe oft sehr hilfreich. Der Begriff Sedierung stammt aus dem Lateinischen und bedeutet in etwa Beruhigung. Aus diesem Grund wird diese Technik häufig auch als beruhigender Griff bezeichnet.

TIPP

Bei akuten Schmerzen muss der Fachmann ran!

Wenden Sie sich bei akuten Schmerzen im Zweifel immer an einen Arzt oder Heilpraktiker, um Ihren Partner nicht zu gefährden. Falls der Arzt daraufhin eine harmlose Ursache feststellt – umso besser. Mit der Reflexzonenmassage können Sie zwar wirkungsvoll in den Organismus eingreifen, aber auch diese Methode hat – wie alle Therapiearten – ihre Grenzen!

Obwohl die Sedierungstechnik eine sehr verblüffende Wirkung besitzt, ist sie sehr einfach anzuwenden: Suchen Sie zunächst die Zonen, z.B. am Fuß der zu massierenden Person, die das schmerzende Organ abbilden. Häufig werden Sie dabei feststellen, dass die entsprechende Zone selbst ebenfalls druckempfindlich, etwas geschwollen oder anderweitig verändert ist. Nehmen Sie den Fuß in beide Hände (auf die Stütztechnik achten!). Nun drücken Sie mit Ihrer Daumenkuppe tief in den betroffenen Bereich hinein. Anders als bei der Daumen- oder Zeigefingerbewegung belassen Sie die Daumenkuppe unverändert an diesem Punkt. Halten Sie den Druck über ca. zwei Minuten konstant aufrecht. Diese Technik arbeitet nicht mit an- und abschwellenden Impulsen, sondern mit gleichbleibender Druckintensität.

Die Sedierungstechnik können Sie immer anwenden und sie wirkt verblüffend schnell.

Falls Sie die Sedierungstechnik in einem schwer zugänglichen Bereich ausüben möchten, wie z.B. an den Ohren oder den Zehen, können Sie dazu natürlich auch Ihre Zeigefingerkuppe verwenden. Wie fest Sie den jeweiligen Punkt drücken, richtet sich nach dem individuellen Schmerzempfinden Ihres Massagepartners. Der Druck bei dieser Technik ist zwar im Vergleich zu den anderen Massagetechniken der Reflexzonentherapie sehr intensiv und hart, darf aber die Belastungsgrenze des zu Massierenden keinesfalls übersteigen. Achten Sie bitte darauf, dass Ihr Partner immer noch entspannt sein sollte, während Sie punktuell Druck ausüben.

Zunächst wird sich durch die Sedierungstechnik der Schmerz im Organ bzw. an der Massagestelle noch etwas verstärken. Danach nimmt er jedoch kontinuierlich ab und klingt in den meisten Fällen schließlich vollständig ab.

INFO

Schmerzfreiheit bedeutet nicht automatisch Heilung!

Mit der Sedierungstechnik können Sie sehr gut ein akutes Schmerzempfinden unterbrechen. Allerdings bedeutet dies keinesfalls, dass Sie dadurch die vorhandene Krankheit geheilt hätten. Sie haben nur vorübergehend ein einzelnes Symptom unterdrückt. Weiterhin ist es trotzdem notwendig, die Ursachen einer Erkrankung zu behandeln. Denken Sie bitte immer daran: Schmerzen haben grundsätzlich eine Signalwirkung, die zeigt, dass im Organismus gerade etwas falsch läuft. Wird dem Körper diese Möglichkeit des Ausdrucks genommen, so können dadurch die Hintergründe evtl. unbeachtet und verschleiert werden. Gerade bei der Eigenmassage ist dieses Vorgehen leider sehr verlockend.

Die Streichbewegung

Mit den Streichbewegungen stellen Sie einen ersten Kontakt zu Ihrem Massagepartner her.

Diese Technik wenden Sie besonders zu Beginn jeder Massage an, um einen ersten Kontakt zum Fuß oder zur Hand Ihres Massagepartners aufzunehmen. Die Streichbewegung können Sie mit Ihrem Daumen oder auch mit der gesamten Hand durchführen. Es handelt sich dabei mehr um ein leichtes Streicheln als um eine Druckmassage. Durch diese Streichbewegungen erzeugen Sie eine gesteigerte Durchblutung der Extremität. Dadurch erwärmen Sie den Fuß (bzw. die Hand), was für die nachfolgenden Massagetechniken wichtig ist, um unnötige Verkrampfungen der Muskulatur zu vermeiden. Bei den Streichbewegungen können Sie auch die Sprunggelenke bzw. die Handgelenke mit einbeziehen.

Die Kreisbewegung

Hierbei setzen Sie Ihren Daumen oder Ihren Zeigefinger auf einen bestimmten Reflexzonenpunkt. Das Fingerendglied ist dabei gebeugt. Mit etwas Druck lassen Sie die Fingerkuppe etwas kreisen. Die Richtung der Kreisbewegung ist hierbei unerheblich. Ihr Finger bewegt sich nicht fort, sondern verbleibt an dieser Stelle. Diese Technik können Sie besonders an den Ohren anwenden, bei Bedarf aber auch ebenso an den Füßen oder Händen. Bitte beachten Sie, dass die kreisenden Bewegungen aus Ihrer Schulter, nicht aus Ihrem Daumengrundgelenk entstehen. Dies würde Ihren Daumen langfristig überbeanspruchen.

Zusätzliche Handgriffe

Die wichtigsten Instrumente zur praktischen Anwendung der Reflexzonenmassage haben Sie nun bereits kennengelernt. Neben diesen Grundtechniken können Sie einige zusätzliche Griffe anwenden, die in erster Linie der Entspannung und Lockerung der Muskulatur dienen und somit das Wohlgefühl steigern. Ebenso wie bei den Grundtechniken können Sie die zusätzlichen Handgriffe nach Ihren eigenen Vorstellungen einsetzen. Sie können die Griffe untereinander und auch mit den oben beschriebenen Grundtechniken beliebig kombinieren.

Folgende zusätzliche Handgriffe werden häufig angewendet:

Die Dehnungsbewegungen

Die Dehnungsbewegungen setzen Sie ein, um meist verspannte und somit verkürzte Muskeln wieder beweglicher zu machen. Die Folge davon ist wiederum eine erhöhte Gelenkbeweglichkeit, die von den meisten Menschen als sehr angenehm empfunden wird.

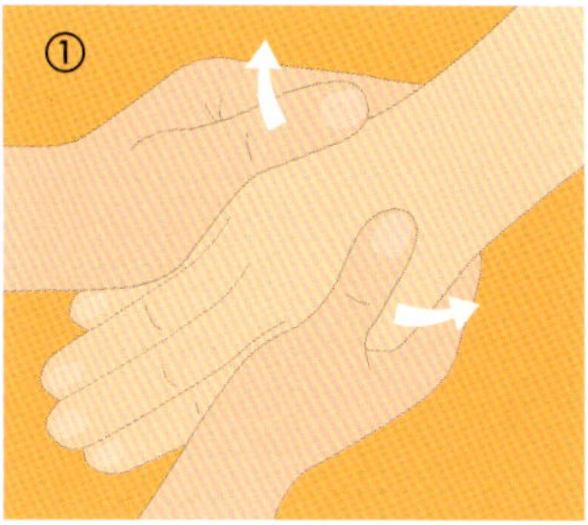

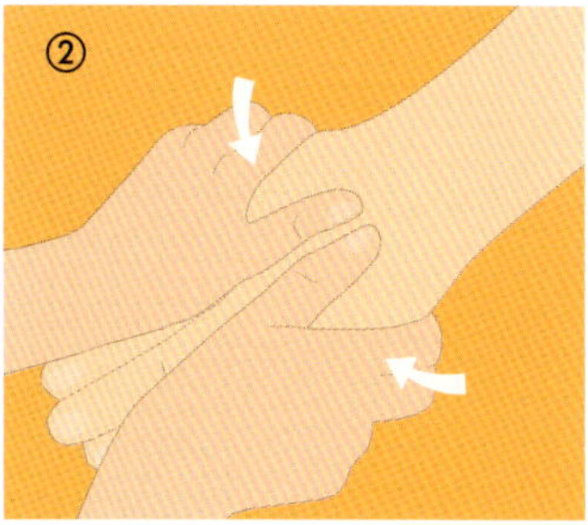

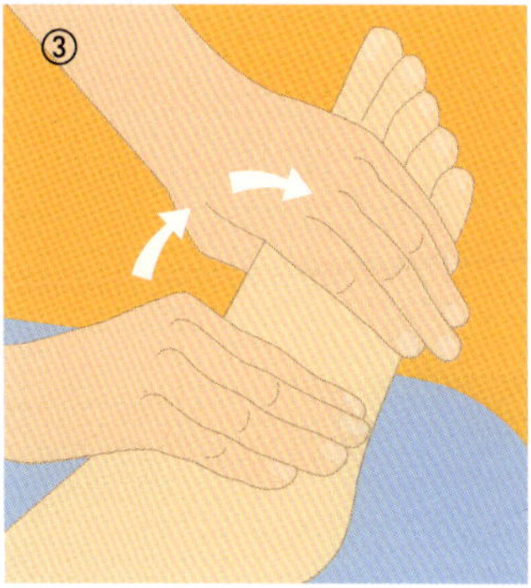

Dehnungsbewegungen an Händen und Füßen:
Bei den Dehnungsbewegungen durch die Reflexzonenmassage können Sie verschiedene Übungen anwenden, wie z. B.:

- Sie nehmen die Hand des Massagepartners in Ihre eigenen Hände, sodass Ihre Daumen auf dem Handrücken der zu massierenden Hand nebeneinander aufliegen. Die Fingerspitzen der zu massierenden Person zeigen zu Ihnen, Ihre eigenen Fingerspitzen zeigen zum Körper des Partners. Dehnen Sie die Hand nun zuerst mit Ihren Daumenballen auf der Daumen- und auf der Kleinfingerseite nach außen unten ①. Anschließend drücken Sie den Handrücken nach unten und die seitlichen Flächen der Hand nach oben. So entsteht eine fließende Bewegung, die die Hand jeweils nach unten und anschließend nach oben drückt ②.
- Die gleiche Dehnungsbewegung können Sie natürlich auch an den Füßen durchführen. Umgreifen Sie den Fuß mit beiden Händen von der Innenseite des Fußes, sodass Ihre beiden Daumen an der Fußsohle aufliegen, die restlichen Finger auf dem Fußrücken. Die Hand, die näher am Knöchel liegt, hält den Fuß fest und bewegt sich nicht aktiv. Ihre andere Hand dreht nun den Fuß vorsichtig zuerst nach außen, dann nach innen ③. Beachten Sie dabei, dass Sie mit der Hand, die den Fuß hält, wirklich Stabilität geben, sodass sich der Fuß der zu massierenden Person nicht am Knöchel, im Knie oder an der Hüfte bewegen kann.

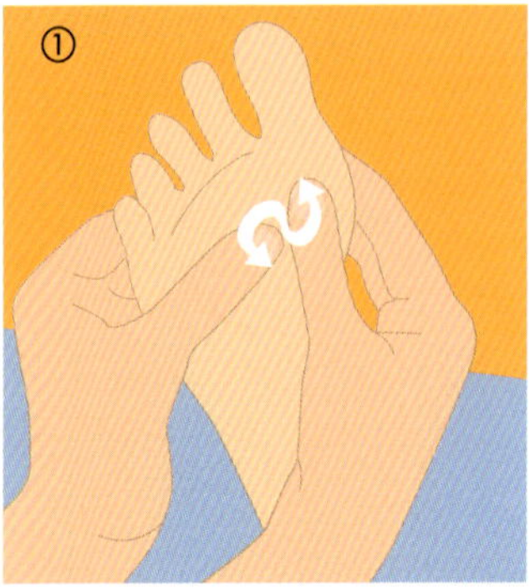

①

Die Schaukelbewegungen

Schaukelbewegungen können Sie an Füßen und Händen durchführen, um die langen Mittelfußknochen bzw. Mittelhandknochen zu dehnen und somit zu entspannen.

Legen Sie Ihre beiden Daumen auf die Fußsohle. Ihre restlichen Finger liegen auf dem Fußrücken. Ihre Daumen und Ihre Zeigefinger liegen dabei jeweils auf zwei gleichen Mittelfußknochen auf. Nun bewegen Sie mit dem Daumen und Zeigefinger Ihrer rechten Hand den Fuß von sich weg. Gleichzeitig ziehen Sie den Fuß mit dem Daumen und dem Zeigefinger Ihrer linken Hand zu sich her. Dadurch ergibt sich eine rhythmische Schaukelbewegung. Nachdem Sie dies an zwei Mittelfußknochen durchgeführt haben, verschieben Sie Ihre Finger zum nächsten Mittelfußknochen und wiederholen dort die Bewegung ①.

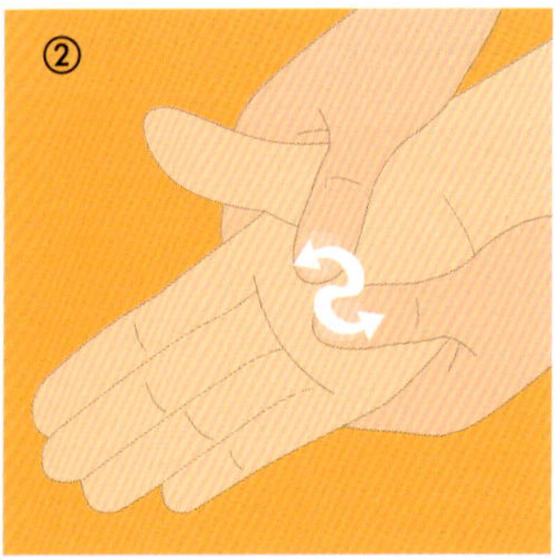

②

In der gleichen Weise können Sie die Mittelhandknochen der Hand massieren. Allerdings bleibt hierbei der Daumen des Massierten ausgenommen ②.

Die Streckbewegungen

Auch mit diesen Übungen können Sie Muskelverkürzungen sehr wirkungsvoll vorbeugen. Sie erreichen dabei eine bessere Bewegungsfreiheit in den einzelnen Gelenken, eine höhere Flexibilität und somit mehr Entspannung. Und wie Sie bisher gesehen haben: Am Fuß gibt es 33 einzelne Gelenke, die sich sicherlich über eine wohltuende Entspannung freuen werden. Um den Fuß zu strecken, umgreifen Sie mit einer Hand den Vorfuß des Partners. Diese Hand zieht nun den Fuß nach vorn zu Ihnen hin. Ihre zweite Hand hält den Unterschenkel des zu massierenden Fußes oberhalb des Knöchels. Dadurch geben Sie dem Fuß die notwendige Stabilität und den Rückhalt, um die Streckbewegung durchführen zu können. Halten Sie die Streckung für einige Sekunden und lassen Sie dann vorsichtig los ③.

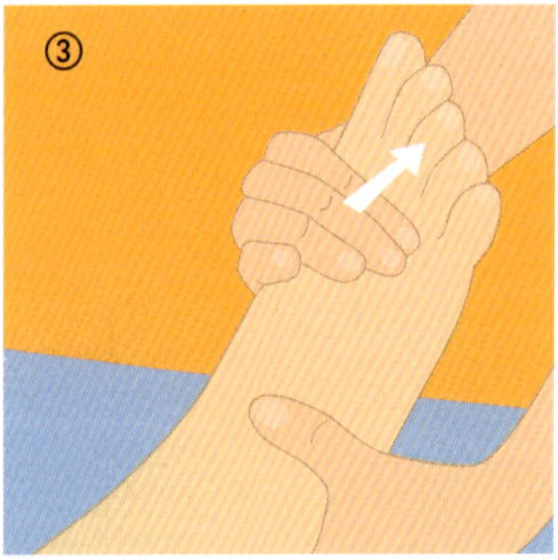

③

Die gleiche Streckbewegung können Sie auch an den Händen durchführen. Umfassen Sie dazu mit einer Hand den Handrücken, mit der anderen Hand stabilisieren Sie den Unterarm kurz hinter dem Handgelenk. Achten Sie dabei jedoch darauf, dass Ihre ziehende Hand die Finger nicht quer zusammendrückt. Dies wäre meist sehr schmerzhaft.

Die Streckbewegungen können Sie ebenfalls an jedem einzelnen Finger durchführen. In diesem Fall ist es wichtig, den jeweiligen Finger sehr gerade in einer Linie nach vorn zu ziehen und den Finger in einem Fingergelenk nicht seitlich umzuknicken. Legen Sie dazu den zu massierenden Finger in Ihre eigene Handfläche und umschließen Sie ihn mit Ihren eigenen Fingern vollständig. Anschließend führen Sie vorsichtig die Streckbewegung aus ④.

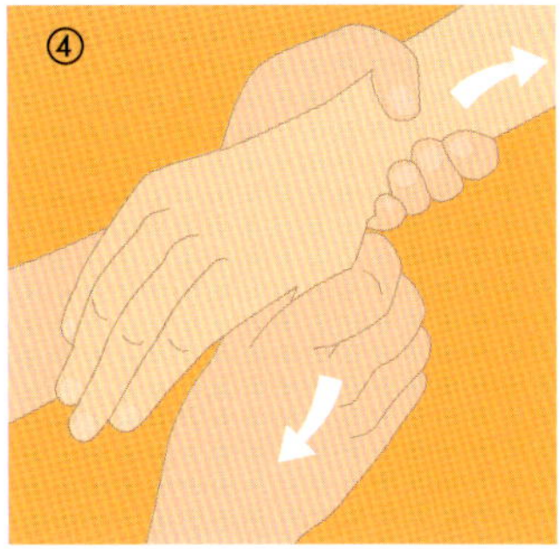

Die Lockerungsbewegungen

Übungen zur Lockerung des Gewebes können Sie im Grunde in jeder Phase der Reflexzonenmassage durchführen: gleich zu Beginn als entspannender Einstieg, immer wieder mal zwischendurch und als angenehmer Abschluss der Massage.

Diese Lockerungsbewegungen gehören zu jeder Wohlfühlmassage:

- Lassen Sie die Zehen kreisen: Ihre Haltehand greift um den Fußrücken und stabilisiert dadurch den Vorderfuß. Mit Ihrer zweiten Hand halten Sie mit der oben beschriebenen Zangenbewegung zunächst die große Zehe fest. Lassen Sie die Zehe zunächst vorsichtig in eine Richtung kreisen, danach wieder in entgegengesetzter Richtung. Auf diese Weise lockern Sie nachfolgend jede einzelne Zehe ⑤.
- Lassen Sie den Fuß im Sprunggelenk kreisen: Sie umgreifen dazu mit einer Hand den Unterschenkel und stabilisieren diesen. Ihre zweite Hand hält den Mittelfuß fest und lässt den Fuß im Sprunggelenk abwechselnd in beide Richtungen Kreisbewegungen durchführen. Achten Sie dabei darauf, dass Sie die gesamte Bewegungsfreiheit des Sprunggelenks ausnutzen. Dieses Gelenk ermöglicht eine verhältnismäßig große Bewegung um fast 360 Grad ⑥.
- Führen Sie am Fuß eine Seitwärtsbewegung durch: Sie legen Ihre beiden Hände an den beiden Seiten des Fußes auf. Bewegen Sie nun Ihre Hände in entgegengesetzten Richtungen: Ihre rechte Hand bewegt sich von Ihnen weg, Ihre linke Hand zu Ihnen hin. Anschließend bewegen Sie Ihre beiden Hände so, dass sie sich wieder in der

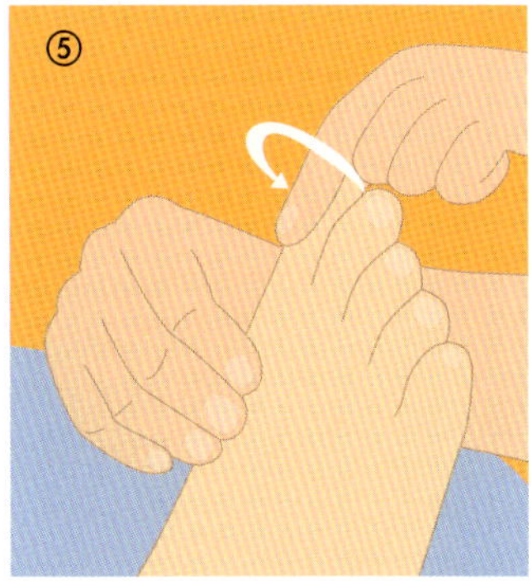

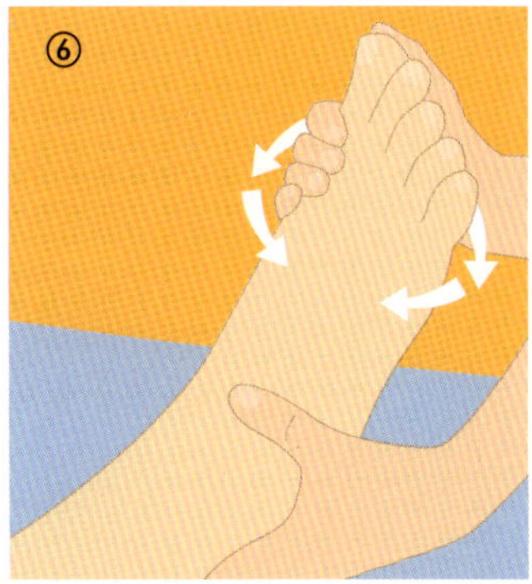

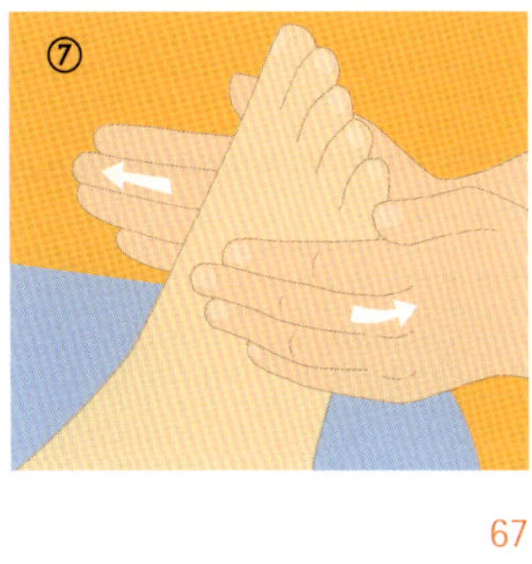

Die Irisdiagnose: ein besonderes Befundinstrument mithilfe von Reflexzonen

Können vorhandene Erkrankungen wirklich festgestellt werden, indem man einem Menschen in die Augen sieht? Mit der Irisdiagnose ist dies tatsächlich möglich. Im gleichen Maße wie die Fußsohle verschiedene Reflexzonen des gesamten Körpers aufweist, so befinden sich an der Iris des Auges ebenfalls Reflexzonen. Auch hier ist der ganze Organismus abgebildet. Die Iris ist der farbige Anteil des Auges, der bei näherer Betrachtung aus kleinsten Balkenstrukturen besteht. Diese Balken sind kleine Muskeln, die die Pupille bei Bedarf entweder vergrößern oder eng stellen können.

Wie funktioniert die Irisdiagnose?

Auch hier gibt es Landkarten, die die einzelnen Organe und Körperregionen auf der Iris abbilden. Ist ein bestimmter Bereich des Körpers erkrankt, so spiegelt sich dies an der Iris wider. Mit einem Vergrößerungsinstrument kann der Therapeut die Iris betrachten und Veränderungen feststellen. Im Grunde entsprechen das Vorgehen der Irisdiagnose sowie die Erklärungsansätze dazu sehr genau der Technik der Reflexzonenmassage. Auch hier finden sich veränderte Reflexzonen, falls ein Organ erkrankt ist.

Die Irisdiagnose geht zurück bis ins Ägypten des 15. Jahrhunderts. Nach und nach geriet sie allerdings in Vergessenheit, bis sie im 19. Jahrhundert wiederentdeckt und weiterentwickelt wurde. Kritiker dieser Diagnosemethode bemängeln, dass die Iris jedes Menschen einzigartig ist – ebenso genetisch definiert wie ein Fingerabdruck. Daher wäre es nicht möglich, Veränderungen an dieser individuellen Struktur abzuleiten. Für die Befürworter sprechen allerdings die gestellten und anschließend durch die Schulmedizin bestätigten Diagnosen für sich.

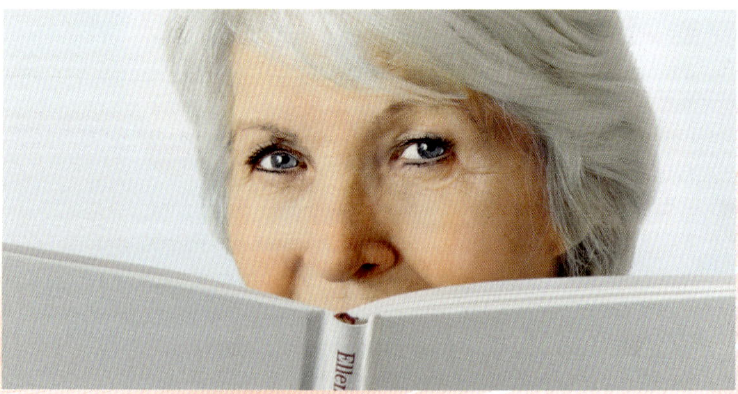

Ausgangsposition befinden. Dadurch kommt eine fließende, gegenläufige Bewegung zustande, die den Fuß hin und her bewegt – fast so, als würden Sie Wäsche auswringen. Führen Sie diese Lockerungsbewegung einige Male und in diesem Falle nicht zu langsam durch (⑦, s. S. 67).

Was Sie zusätzlich beachten sollten

Inzwischen haben Sie Ihren „Werkzeugkasten“ schon mit unterschiedlichen hilfreichen Instrumenten angefüllt, die Sie individuell einsetzen können, und somit eine wohltuende und wirksame Reflexzonenmassage entstehen lassen können. Neben den Grundtechniken und den zusätzlichen Handgriffen gibt es noch einige grundlegende Faktoren, die Sie darüber hinaus beachten sollten.

Mit der Zeit werden Sie feststellen, dass Sie Ihren individuellen Massagestil entwickeln.

Die Grundregel lautet: Richten Sie sich immer nach den Bedürfnissen des zu massierenden Menschen! Daraus können Sie folgende Punkte ableiten:

- Ganz egal, welche einzelne Technik Sie anwenden, i.d.R. üben Sie durch die Massage einen punktuellen Druck auf das Gewebe aus. Wie fest oder wie tief gehend dieser mechanische Druck sein sollte, ist grundsätzlich von Ihrem Massagepartner abhängig. Hier gilt die Regel: Zunächst langsam und vorsichtig beginnen. Dann den Druck steigern bis kurz unterhalb der Schmerzgrenze, jedoch niemals weiter! Beobachten Sie Ihren Partner während des Massierens, um diese individuelle Grenze im Auge zu behalten. Gerade die Reflexzonen eines erkrankten oder geschädigten Organs reagieren bereits bei geringen Massagereizen häufig mit Schmerz.
- Arbeiten Sie jedoch nicht zaghaft oder unsicher. Lassen Sie fließende, gleichmäßige Bewegungen entstehen, die spürbar sein dürfen.
- Variieren Sie Ihre Bewegungen: mal schneller, dann wieder langsamer, mal etwas kräftiger und tiefer, anschließend sanfter und weicher. Dieser Wechsel wirkt meist besser auf das Wohlgefühl als ein monotones starres Arbeiten.
- Hier gibt es einen wichtigen Unterschied: Menschen, die sehr müde und abgespannt sind, werden durch kräftige, schnellere und tiefere Massageimpulse aktiviert. Dagegen benötigen nervöse, unruhige Menschen eher beruhigende Impulse, die Sie mit sanften, langsamen Massagebewegungen erreichen.
- Auch die Dauer des Massagereizes können Sie unterschiedlich gestalten: Drücken Sie einen Punkt nur ein oder zwei Sekunden und dafür mehrmals hintereinander, oder setzen Sie einen Reiz, der vielleicht bis zu 30 Sekunden anhält – so wie es die massierte Person als angenehm empfindet.

- Beachten Sie bei der Ohrreflexzonenmassage, dass die Ohrmuschel wesentlich sensibler auf Druckimpulse reagiert als die Füße oder die Hände. Dies liegt daran, dass sich am Ohr keine Muskeln befinden, die den Druck dämpfen würden. Arbeiten Sie deshalb hier besonders vorsichtig und einfühlsam.
- Und zu guter Letzt: Der aufgewendete Druck sollte aus Ihrer Schulter stammen, weniger aus den Fingern selbst. Setzen Sie eher Ihr Eigengewicht ein, als dass Sie direkt mit Muskelkraft massieren. Dies ist eine Grundregel, um Überlastungen – diesmal bei Ihnen selbst – zu vermeiden.

Von vorn bis hinten: Wie eine Reflexzonenmassage ablaufen kann

Nachfolgend sehen Sie den möglichen Ablauf einer kompletten Reflexzonenmassage beschrieben. Gerade für den Anfang ist es hilfreich, sich an einen genauen Ablaufplan zu halten. Nach und nach werden Sie jedoch immer freier massieren können und eher nach Ihrem eigenen Gefühl arbeiten. Außerdem stellt der nachfolgende Ablauf nur eine Möglichkeit der Reihenfolge dar. Sie können diesen Ablauf beliebig verändern, sodass er damit bestmöglich zu Ihnen passt. Tauschen Sie vielleicht die Reihenfolge einiger Punkte aus, bauen Sie andere Elemente ein oder lassen Sie etwas davon weg. Es ist immer Ihre Reflexzonenmassage. Egal wie die Massage letztlich aussieht: Sie sollte angenehm sein, für die massierte Person ebenso wie für Sie selbst!

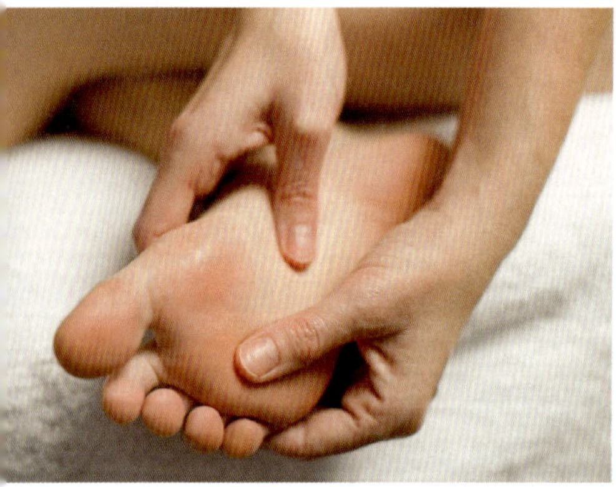

So könnte eine Fußreflexzonenmassage aussehen:

1. Achten Sie auf Umstände, die eine Anwendung der Reflexzonenmassage ausschließen würden (z. B. Schwangerschaft, Erkrankungen etc.). Auch bei Fußpilz sollten Sie nicht massieren!
2. Schaffen Sie eine behagliche Atmosphäre, zünden Sie Kerzen an, machen Sie eine angenehme Musik an, sorgen Sie für einen optimalen Lichteinfall.
3. Vergessen Sie nicht Ihr persönliches Ritual (s. S. 53).
4. Stimmen Sie sich selbst geistig auf die Massage und auf die zu massierende Person positiv ein.
5. Lassen Sie die zu massierende Person eine angenehme entspannte Position einnehmen und decken Sie sie zu, wenn es ihr angenehm ist.

6. Fühlen sich Ihre Hände angenehm warm an? Ansonsten sollten Sie Ihre Hände z. B. unter warmem Wasser erwärmen und anschließend abrubbeln.
7. Lockern Sie Ihre Hände, um sich während der Massage nicht zu verkrampfen.
8. Nun können Sie z. B. mit sanften Streichbewegungen beide Füße auf die Massage einstimmen und dadurch ersten Kontakt zum Massagepartner aufnehmen.
9. Falls die zu massierenden Füße kalt sind: Rubbeln Sie diese einfach kurz durch. Dadurch erhöhen Sie die Durchblutung und die Füße erwärmen sich. Dies ist für die zu massierende Person meist angenehmer.
10. Führen Sie an beiden Füßen nacheinander Lockerungsbewegungen durch. Lassen Sie z. B. zunächst die Füße im Sprunggelenk kreisen, anschließend können Sie jeden einzelnen Zeh auf diese Weise aktivieren.
11. Anschließend bearbeiten Sie die verschiedenen Reflexzonen. Hierzu werden Sie i. d. R. die Daumenbewegung verwenden, aber auch die Zangenbewegung an den Zehen oder die Zeigefingerbewegung. Vergessen Sie bitte nicht, durch Ihre Stützhand die notwendige Stabilisierung zu gewährleisten. In diesem Punkt unterscheidet sich die Wohlfühlmassage von der Reflexzonentherapie bei bestimmten Störungen:
    - Wenn Sie die Massage durchführen möchten, um die größtmögliche Entspannung und Wohlbefinden hervorzurufen, dann massieren Sie nun systematisch nacheinander Zone für Zone. Zuerst am einen Fuß (der andere Fuß ist in dieser Zeit vielleicht in eine Decke gehüllt, dies trägt zusätzlich zur Entspannung bei), danach in der gleichen Weise am anderen Fuß. Beginnen Sie die Massage an den Zehen und massieren Sie jede einzelne Reflexzone bis zu den Knöcheln.
    - Falls Sie einzelne Erkrankungen behandeln möchten, bearbeiten Sie gezielt nur ganz bestimmte einzelne Reflexzonen. Meist ist dies eine Kombination aus verschiedenen Reflexzonen, die Sie nacheinander massieren können. Welche Zonen Sie am besten bei verschiedenen Krankheiten und Störungen bearbeiten sollten, sehen Sie später noch genauer. In diesen Bereich fällt u. a. auch die Sedierungstechnik (s. S. 62 f.).
    - Wie fühlen Sie sich selbst? Achten Sie bitte auf die richtige Körperhaltung: die Arme liegen an, die Ellenbogen sind abgewinkelt. Sind Ihre Schultern verkrampft nach oben gezogen? Dann lassen Sie sie jetzt bitte los!
12. Nun können Sie an beiden Füßen nacheinander einige Dehnungs- oder Schaukelbewegungen durchführen. Das Schaukeln der Mittelfußknochen wäre jetzt sicherlich sehr angenehm.

Experimentieren Sie ruhig ein bisschen: Wechseln Sie verschiedene Techniken miteinander ab.

13. Falls Sie bei Ihrem Partner eine bestimmte Störung behandeln, können Sie nun evtl. an den Händen und anschließend an den Ohren weitermassieren. Decken Sie die Füße bitte währenddessen zu.
14. So langsam kommen Sie nun zum Ende der Massage. Ihre Bewegungen an den Füßen werden jetzt immer langsamer und sanfter und enden wieder mit beruhigenden Streichbewegungen.
15. Die Massage können Sie nun beenden, indem Sie die Füße Ihres Massagepartners mit einer wohltuenden Bodylotion oder einem speziellen Fußbalsam eincremen.
16. Genauso, wie die Füße die Feuchtigkeit einer Creme jetzt in sich aufsaugen, benötigt die zu massierende Person nun auch innerlich mehr Flüssigkeit, um die mobilisierten Abbauprodukte des Körpers auszuscheiden. Stellen Sie deshalb etwas zu trinken bereit, am besten klares Wasser.
17. Zum Ausklang sollte die zu massierende Person bei Ihnen entspannt liegen bleiben können, so lange wie es ihr angenehm erscheint. Legen Sie hierzu vielleicht eine zusätzliche Decke bereit. Hier kommt es durchaus häufig vor, dass Sie sie nach einiger Zeit schlafend vorfinden.

Welche Reaktionen können auftreten?

Durch die Massage kommt Energie in Fluss. Dies ist oft auch an den Reaktionen sichtbar.

Es kommt häufig vor, dass sich während des Massierens neben Veränderungen der körperlichen Ebene zusätzlich seelische Blockaden lösen. Wenn sich eine Blockade löst, dann ist dies für den betreffenden Menschen meist sehr befreiend. In manchen Fällen zeigt sich diese Lösung z. B. durch ein spontanes Lachen. Oder aber: Der Mensch beginnt zu weinen. Das passiert verhältnismäßig oft. Die Menschen weinen dabei nicht aus Trauer, sondern es ist ein Zeichen dafür, dass die Energie wieder zum Fließen gekommen ist und sich einen Zugang nach außen gesucht hat. Danach geht es den Menschen meist sehr viel besser und sie fühlen sich leichter und befreit.

Während der Massage können durchaus spontane emotionale Reaktionen auftreten, eben als Zeichen einer psychisch-seelischen Lösung. Gehen Sie in diesem Falle auf den Menschen ein, zeigen Sie ihm Ihr Mitgefühl und Ihre Aufmerksamkeit, während Sie ruhig und gleichmäßig weitermassieren.

Bei manchen Menschen kommt es nach der Massage auch zu einem verbesserten Schlaf. Durch das Lösen von Anspannungen und Blockaden kann dadurch der Schlaf wieder erholsamer und tiefer sein. Allerdings kann auch das Gegenteil davon eintreten: Durch die Aktivierung kann es zu einem ungewohnten Energieschub kommen, der dann wiederum Schlaflosigkeit zur Folge haben kann. Nach einiger Zeit normalisiert sich diese Erscheinung allerdings wieder.

Körperliche Reaktionen

Es kommt relativ oft vor, dass die zu massierende Person während der Massage zu frieren beginnt. Wenn der Körper zur Ruhe kommt und sich entspannt, wird auch der Kreislauf heruntergefahren. Puls und Blutdruck nehmen dabei ab. Dies bewirkt, dass die Körperoberfläche etwas geringer durchblutet wird. Die Folge davon ist leichtes Frieren. Legen Sie einfach eine Decke bereit. Das erhält die Wärme und fördert obendrein noch den Wohlfühlfaktor.

Eine weitere häufige Reaktion ist auftretendes Schwitzen, manchmal sogar gleichzeitig mit dem Frieren des Patienten. Schwitzen kann während oder nach der Massage auftreten, an den Füßen oder generell am ganzen Körper. Das Schwitzen stellt für den menschlichen Organismus eine sehr wichtige Funktion dar. Durch sie kann der Körper ebenfalls Abbauprodukte zusammen mit dem Schweiß ausscheiden. Nachdem Sie z. B. die Aktivität eines Organs oder des gesamten Organismus durch die Massage gesteigert haben, ist es nachfolgend eine positive und willkommene Reaktion. Es ist ein Zeichen der Reinigung. Auch kann die Urinausscheidung in den nächsten Tagen nach der Massage erhöht sein. Hier kann der Patient evtl. eine veränderte Menge, einen intensiveren Geruch oder eine andere Färbung feststellen. Auch dies ist ein Zeichen einer gesteigerten Entgiftungsfunktion. Auf diese Weise können auch sämtliche Schleimhäute des Körpers reagieren: Sie sondern vermehrt Sekret ab. Dies kann z. B. an den Nasenschleimhäuten der Fall sein, die Darmtätigkeit kann erhöht sein oder es kann zu einem gesteigerten Vaginalfluss kommen.

Der Stoffwechsel wird aktiviert, die Ausscheidungs- und Entgiftungsfunktionen werden angekurbelt.

TIPP

Fußschweiß während der Massage – nur lästig oder wichtiger Hinweis?

Falls Ihr Partner während der Massage an den Füßen vermehrt Schweiß absondert, ist dies meist ein Zeichen dafür, dass Sie die Energie zu stark aktiviert haben. Massieren Sie daraufhin eher beruhigend und sanfter weiter oder beenden Sie die Massage ganz.

Schießen Sie bitte nicht über das Ziel hinaus: Es ist mit einer übermäßigen Reflexzonenmassage durchaus möglich, den Organismus derart anzuregen, dass er überreizt reagiert. Der zu massierende Mensch empfindet dies meist als sehr unangenehm. In diesem Falle kann es zu sogenannten vegetativen Erscheinungen kommen, wie z. B. Herzklopfen, Pulsrasen, Schweißausbrüchen, Blutdrucksteigerungen, Zittern, Kopfschmerzen oder Schwindelgefühlen. Brechen Sie die Massage bitte sofort ab, wenn Ihr Massagepartner solche starken Empfindungen bemerkt! Wenden Sie danach die Reflexzonenmassage einige Tage nicht an und beginnen Sie anschließend sehr sanft damit. Falls dieser Zustand nochmals auftritt, so können Sie bei dieser Person keine Reflexzonenmassage durchführen.

INFO

Was tun bei kitzeligen Menschen?

Auch diese Reaktion kann auftreten: Der Partner (ob hier die männliche Form des Wortes wirklich Zufall ist?) ist an den Füßen kitzelig. Meist ist es in diesen Fällen hilfreich, wenn Sie daraufhin mit einem etwas stärkeren Druck weitermassieren. Ist auch dies nicht möglich, bleibt Ihnen nur die Möglichkeit, an den Händen und an den Ohren die Reflexzonenmassage durchzuführen.

Hygienisch und energetisch: Zweifach-Reinigung nach der Massage

Lassen Sie die eigene Reinigung nach Abschluss der Massage zu einem gewohnten Ritual werden.

Damit Sie sich selbst vor schädlichen Einflüssen schützen, ist nach Abschluss der Massage eine Reinigung erforderlich. Dass Sie z. B. über die Füße mit Fußpilzsporen und sonstigen Krankheitserregern in Berührung kommen können, haben Sie bereits erfahren. Schließen Sie deshalb jede Reflexzonenmassage mit einer Desinfektion Ihrer Hände ab. Aus Sicht der Schulmedizin sollte diese Maßnahme – vor dem Händewaschen – mit einem geeigneten Händedesinfektionsmittel auf Alkoholbasis durchgeführt werden. Beachten Sie dabei, dass Ihre Hände mindestens 30 Sekunden vollständig mit Desinfektionsmittel bedeckt sein sollten, bevor dieses auf Ihrer Haut getrocknet ist. Erst nach dieser Maßnahme können Sie nun Ihre Hände unter fließendem Wasser abwaschen.

Darüber hinaus bedarf es noch einer weiteren Reinigung, und zwar auf der energetischen Ebene. Bedenken Sie bitte, dass Sie bei der Reflexzonenmassage mit Energien arbeiten: Sie übertragen Ihre eigene positive und heilsame Energie auf die massierte Person. Gleichzeitig nehmen Sie in den meisten Fällen negative oder zumindest verbrauchte Energien auf, ohne dies bewusst wahrzunehmen. Aus diesem Grunde ist es sehr wichtig, dass Sie nach der Massage zusätzlich eine energetische Reinigung durchführen.

Zusätzlich dazu können Sie nach oder sogar bereits während der Massage ein Glas Wasser trinken. Auch dadurch können Sie sich auf einer energetischen Ebene reinigen.

TIPP

Lassen Sie los

Um Energien abfließen zu lassen, die nicht zu Ihnen gehören, können Sie zunächst Ihre Hände einige Male kräftig nach unten ausschütteln. Atmen Sie dabei bewusst tief aus, lassen Sie Ihren Atem frei fließen und stellen Sie sich bildhaft vor, wie Sie durch das Ausatmen alle schädlichen Einflüsse loslassen. Achten Sie anschließend darauf, dass Ihre Füße festen Bodenkontakt haben. Nun stellen Sie sich vor, wie sich Ihre Kanäle öffnen, wie durch Ihre Fußsohlen alles Negative abfließen kann und die Erde diese Energien für Sie aufnimmt.

Wie Sie Erkrankungen und Störungen an den Reflexzonen erkennen können

Wie Sie bisher gesehen haben, ist die Reflexzonenmassage eine Methode, bei der Energie durch einen Reiz an der Körperoberfläche stimuliert wird. Über vorhandene Energiebahnen hat diese Aktivierung Auswirkungen auf bestimmte Bereiche des Organismus. Allerdings handelt es sich bei diesen Energiebahnen keineswegs um Einbahnstraßen. Auch in der Gegenrichtung, also vom Organ weg hin zur entsprechenden Reflexzone, kann Energie fließen. Und dies bewirkt schließlich eine tastbare Veränderung an der Hautoberfläche. Hieraus ergeben sich sehr hilfreiche Konsequenzen: Sie können solche Hautveränderungen ertasten und somit eine Störung eines Organs meist sehr zuverlässig feststellen. Vielleicht spüren Sie dabei Verhärtungen auf der Haut oder andere Besonderheiten. Mit zunehmender Übung erkennen Sie immer schneller solche Stellen.

TIPP

Der Schmerz als Wegweiser

Achten Sie während der Massage darauf, ob an bestimmten Stellen Schmerzen auftreten. Der dazugehörige Organbereich weist dabei in den meisten Fällen eine Störung auf. Der einzelne Schmerzcharakter ist zusätzlich aussagekräftig:

- *Tritt der Schmerz eher stechend und kurz auf, hält die massierte Person vielleicht sogar kurz die Luft an, so deutet dies eher auf eine akute Störung eines Organs hin.*
- *Ist der Schmerz hingegen eher dumpf, tiefer gelegen oder ziehend, handelt es sich eher um ein chronisches Geschehen.*

Diese hervorragende Diagnosemöglichkeit in der Praxis zu nutzen, ist alleine bereits häufig sehr verblüffend. Darüber hinaus gibt es zusätzlich eine Besonderheit: Die jeweilige Störung ist mit der Reflexzonenmassage bereits in einem sehr frühen Stadium feststellbar. In vielen Fällen können durch herkömmliche Untersuchungsmethoden noch keine Organstörungen festgestellt werden, zu einem Zeitpunkt, an dem die Energieströme allerdings bereits verändert sind. Dies ist ein weiterer großer Vorteil der Reflexzonenmassage.

Wann zum Arzt oder Heilpraktiker?

So hilfreich dieses Diagnoseinstrument auch ist: Bitte beachten Sie, dass nur Ärzte oder Heilpraktiker tatsächliche Diagnosen einer Erkrankung stellen dürfen. Falls Ihnen Veränderungen eines bestimmten Organs auffallen, dann sollte dies in den meisten Fällen von einem Arzt oder Heilpraktiker abgeklärt werden. Leider können sich hinter manchen Symptomen auch ernsthafte Erkrankungen verstecken. Falls es sich herausstellen sollte, dass Sie Ihren Massagepartner unbegründet an einen Arzt verwiesen haben: umso besser!

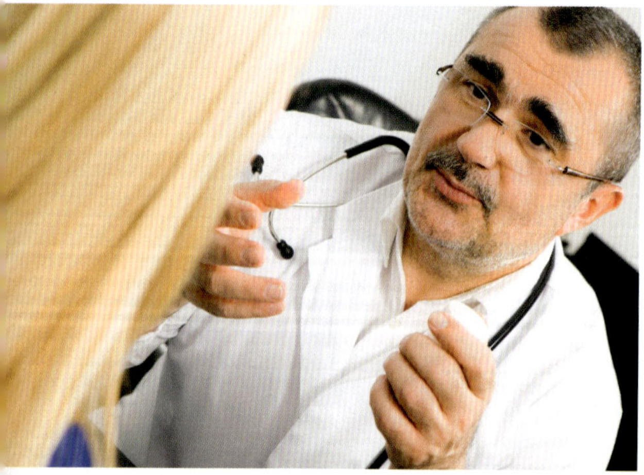

Auch hier ist professionelle Hilfe notwendig: Sollten sich vorhandene Beschwerden durch die Reflexzonenmassage nicht in absehbarer Zeit bessern oder handelt es sich um schwerwiegende Symptome, behandeln Sie bitte nicht mehr weiter. In diesem Falle sollte Ihr Partner einen Arzt oder Heilpraktiker aufsuchen. Auch die Reflexzonenmassage hat – wie jede andere Behandlungsmethode auch – ihre Grenzen.

TIPP

Wenn der Schuh drückt

Wenn Sie bei der Massage eine schmerzende Stelle am Fuß auffinden, kann dies auch ganz andere Ursachen haben: z. B. Druckstellen an den Füßen durch neue Schuhe oder der bekannte Stein im Schuh. Denken Sie auch an diese Hintergründe. Nicht hinter jedem Schmerz muss unmittelbar ein erkranktes Organ stecken.

Reflexzonenmassage bei speziellen Störungen

Auf den nächsten Seiten sehen Sie, wie Sie gezielt einzelne Beschwerden und Erkrankungen mithilfe der Reflexzonenmassage behandeln können. Um auf eine bestimmte Störung heilend einzuwirken, werden Sie dazu in erster Linie die entsprechenden Reflexzonen massieren, die damit konkret in Verbindung stehen. Nehmen Sie hierzu Ihre Landkarten zu Hilfe (s. S. 26 ff., 31 f. oder 34 f.). Wenn Ihr Massagepartner z. B. unter Rückenschmerzen leidet, so werden Sie sicherlich zunächst einmal die jeweiligen Reflexzonen der Wirbelsäule massieren. Allerdings können Schmerzen und Beschwerden häufig auch an anderen Bereichen des Körpers entstehen, die sich dann z. B. als Rückenschmerzen äußern. So wäre es bei diesem Beispiel u. a. möglich, dass eine Erkrankung aus dem Bauchraum (z. B. eine Störung der Nieren) in den Rücken ausstrahlt. Es könnte sich auch um eine Störung von bestimmten Nervenbahnen handeln. Oder aber die Rückenbeschwerden werden durch ein psychisches Geschehen hervorgerufen. Aus diesem Grund ist es in manchen Fällen erforderlich, dass Sie neben der jeweiligen Reflexzone auch andere körperliche bzw. geistig-seelische Reflexzonen zusätzlich massieren. Probieren Sie einfach aus. Auch hier gilt: Sie müssen sich nicht starr an die nachfolgenden Vorschläge halten. Legen Sie viel mehr Gewicht auf Ihre eigene Intuition. Und bitte denken Sie daran – das kann gar nicht oft genug wiederholt werden: Sollte eine Störung über einen längeren Zeitraum andauern, ohne dass sie auf die Reflexzonenmassage anspricht, verweisen Sie Ihren Massagepartner bitte umgehend an einen Arzt oder Heilpraktiker. Das Gleiche gilt natürlich auch für schwerwiegende Erkrankungen und Symptome.

Häufig können Sie mehrere unterschiedliche Zonen bei einer bestimmten Störung massieren.

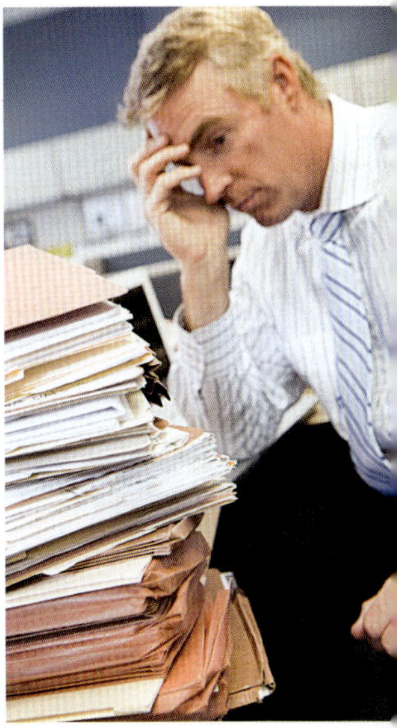

Stress, Unruhe und Nervosität

Stress, Anspannung und sogar Ängste gehören fast schon zwingend zu unserem modernen Alltagsleben dazu. Besonders negativer Stress kann massive Erkrankungen nach sich ziehen. Um diese ernsthaften Folgen zu vermeiden, ist es sehr wichtig, die richtigen Strategien zur Stressbewältigung einzusetzen. Und dazu gehört sicherlich auch die Reflexzonenmassage.

Folgende Zonen können Sie hierzu gezielt massieren:

- Geradezu prädestiniert ist dabei eine besondere Zone: der Solarplexus. Er befindet sich an beiden Füßen fast in der Mitte der Fußsohle. Drü-

TIPP

Notwendige Stressbewältigung

Sie können natürlich die nachfolgend beschriebenen Zonen Punkt für Punkt gezielt zur Stressbekämpfung massieren. Oder aber: Sie schließen diese Bereiche bei jeder Wohlfühlmassage mit ein. Einfach abschalten und den Stress einmal hinter sich zu lassen, ist wohl für jeden Menschen ein sehr angenehmes Gefühl.

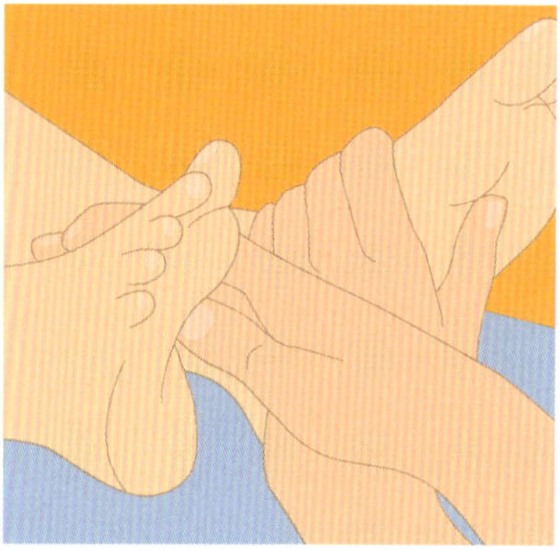

cken Sie diesen Punkt – mit beiden Händen gleichzeitig an beiden Füßen – einige Sekunden lang. Am besten erreichen Sie diesen Punkt, wenn Sie Ihre Hände dabei überkreuzen. Dies bewirkt eine umfassende Entspannung und Harmonisierung des gesamten Organismus.

- Weitere wichtige Organzonen stellen die Schilddrüse und die Nebenniere (bzw. die Nierenzone) dar. Massieren Sie diese in diesem Fall vorsichtig und beruhigend, um die bereits übermäßig vorhandene Aktivität in diesen Bereichen zu reduzieren.
- Ganz besonders hilfreich ist die Massage an den Ohren. Hier gibt es eine Vielzahl von möglichen Punkten, die beruhigend wirken, wie z. B. der Angst-Sorge-Punkt oder auch der Omega-Hauptpunkt.

TIPP

Anspannungen lösen und Wohlbefinden steigern

Die Reflexzonenmassage zur Stressbewältigung können Sie am besten am Abend nach einem anstrengenden Tag durchführen. Dies fördert zusätzlich gesunden und erholsamen Schlaf. Nehmen Sie sich Zeit für die Massage und achten Sie hier besonders auf eine angenehme und entspannende Atmosphäre.

Konzentrationsstörungen

Konzentrationsstörungen treten in unserer Zeit sehr häufig auf. Gerade bei Kindern ist diese Erscheinung immer häufiger zu finden. Aber auch Erwachsene leiden darunter. In vielen Fällen hängen Konzentrationsstörungen mit verschiedenen Faktoren zusammen, die die Aufmerksamkeit und die Konzentration negativ beeinflussen. In unserem Alltag ist dies z. B. ein stetig steigender Leistungsdruck, dem bereits Schulkinder täglich ausgesetzt sind. Auch Sorgen und Ängste beeinträchtigen die Konzentration.

Hier sollten Sie insbesondere die Reflexzonen für das Gehirn, die Hypophyse und den Hirnstamm massieren. Sie finden all diese Zonen an der großen Zehe vereint. Massieren Sie diesen Bereich z. B. mit der Zangenbewegung oder der Kreisbewegung.

Neben dieser Reflexzone am Fuß ist der Kopfbereich sogar überproportional an den Fingern zu finden. Auch hierbei liegt die Zone des Gehirns an der Daumenkuppe beider Hände. Sie können aber auch alle anderen Fingerkuppen massieren, um den gesamten Kopfbereich zu stimulieren.

TIPP

Massage für Kinder

Mithilfe der Selbstmassage können Sie Ihre Konzentration ganz einfach ankurbeln. Auch Ihre Kinder werden diese Übung sicherlich immer wieder mit viel Spaß im Alltag anwenden. Legen Sie die Fingerspitzen beider Hände aneinander, sodass jeweils die Kuppen beider Daumen aufeinanderliegen, ebenfalls die Spitzen beider Zeigefinger, usw. Nun drücken Sie die Fingerkuppen gegeneinander. Sie können auch ganz leichte Kreisbewegungen durchführen. Diese Massagetechnik, immer wieder zwischendurch angewendet, erhöht ganz spielerisch die Konzentrationsfähigkeit.

Müdigkeit und Schwäche

Auch dies ist ein weitverbreitetes Phänomen unserer Zeit: das Fehlen von Energie. Kennen Sie diesen Zustand? Sie fühlen sich kraftlos und können sich einfach nicht motivieren, etwas zu unternehmen. Sie spüren eine bleierne Müdigkeit, Schwäche und Antriebslosigkeit.

Auch hierbei finden Sie in der Reflexzonenmassage eine wertvolle Hilfe. Gerade im Rahmen der Selbstmassage, aber auch bei anderen Personen, können Sie ganz effektiv wieder Kraft, Energie und Tatendrang mobilisieren.

Massieren Sie dazu an den Füßen v. a. die Bereiche des Kopfes, insbesondere der Hypophyse und des Hirnstammes. Die Hypophyse hat die Aufgabe, die Hormonproduktion in verschiedenen Drüsen des Körpers anzuregen. Stimulieren Sie durch die Massage die Hypophyse, so aktivieren Sie gleichzeitig auch automatisch die zusätzlichen Hormondrüsen. Darüber hinaus sollten Sie aber auch speziell die Zonen dieser Drüsen an den Füßen massieren. Dies sind die Bereiche der Schilddrüse und der Nebennieren. Zum Auffinden dieser Zonen nehmen Sie bitte Ihre Landkarte zu Hilfe.

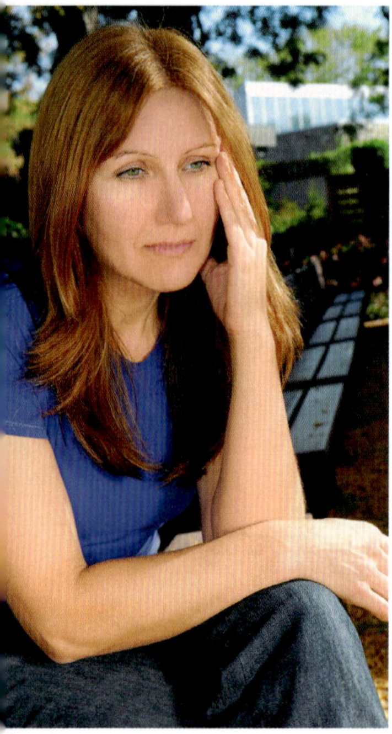

Sie finden die Reflexzone der Schilddrüse am Zehenansatz der großen Zehen. Der Bereich der Nebennieren liegt etwa in der Mitte der beiden Fußsohlen etwas unterhalb der Solarplexus-Zone. Diese Bereiche können Sie in diesem Fall durchaus etwas kräftiger massieren, um dadurch die einzelnen Organe in ihrer Funktion anzuregen.

Zusätzlich gibt es an der Hand die Reflexzone der Wachheit: die Fingerkuppe des rechten Daumens. Gerade für die Selbstmassage für zwischendurch ist dieser Punkt sehr gut geeignet. Führen Sie mit der Zangentechnik einfach einige kreisende Bewegungen durch. Sie werden sich dadurch deutlich fitter fühlen.

Auch an den Ohren finden Sie hierzu zwei wichtige Zonen: die Punkte für die Nebennieren und für die Schilddrüse. Interessanterweise liegen beide Punkte sehr eng nebeneinander, an der tiefsten Stelle der Einkerbung, bevor das Ohrläppchen beginnt. Drücken Sie diesen Bereich immer wieder mit Ihrem Zeigefinger und halten Sie den Druck für einige Sekunden.

TIPP

Wenn der Nachwuchs nachts nicht zur Ruhe kommt

Fühlen Sie sich vielleicht müde, weil Ihr Kind Sie nachts nicht zum Schlafen kommen lässt? Wenn keine anderen Hintergründe wie z. B. Zahnungsbeschwerden dafür verantwortlich sind, dann gibt es ein wirksames Mittel zum Einschlafen: Wenden Sie doch einmal kurz vor dem Schlafengehen die Reflexzonenmassage bei Ihrem Kind an. Achten Sie auf eine beruhigende Massage – führen Sie keine anregenden Techniken durch. Ganz besonders können Sie dazu den Solarplexus-Beruhigungsgriff einsetzen, um Ihr Kind auf einen ruhigen Nachtschlaf vorzubereiten. Dadurch schlafen Sie selbst auch wieder tiefer und wachen schließlich erholt und ausgeschlafen auf.

Kopfschmerzen und Migräne

Wer kennt sie nicht: lästige Kopfschmerzen oder gar schmerzhafte Migräneanfälle. Die Schulmedizin unterscheidet zwischen einer Vielzahl von verschiedenen Kopfschmerzarten und noch mehr einzelnen Auslösereizen dazu. Bei den Kopfschmerzen handelt es sich um ein typisches Beispiel dafür, dass Störungen nicht nur an der Reflexzone des Kopfes zu finden sind, sondern viele andere Bereiche ebenfalls betroffen sein können.

Die Massage der folgenden Zonen kann bei Kopfschmerzen und Migräne helfen:

- Zunächst einmal sollten Sie natürlich die Kopfzone der großen Zehe mit den Bereichen des Gehirns, des Hirnstammes und der Hypophyse massieren. Dadurch erreichen Sie eine Normalisierung der Durchblutung des Gehirns. Denken Sie auch an die Sedierungstechnik, die hier sehr wirkungsvoll eingesetzt werden kann. Außerdem können Sie die Zehen kreisen lassen.
- Ein weiterer Bereich, der häufig Kopfschmerzen auslöst: das Gebiet der Schultern und des Nackens. Durch Verspannungen in diesem Bereich kommt es oft zu einer veränderten Blutzufuhr im Gehirn, die wiederum zu Kopfschmerzen und Migräne führen kann. Bei Verspannungen in diesem Körperabschnitt massieren Sie am besten den Übergang von den einzelnen Zehen zum Zehenballen, den Zehenballen selbst und die Schulterbereiche an den Außenseiten beider Füße.
- Versuchen Sie auch die Massage der einzelnen Zehen. Hier befinden sich die Zonen der Nasennebenhöhlen, des Kiefers (im Bereich der Zähne) und der Zähne. Chronische Entzündungen in den Nebenhöhlen, Verkrampfungen der Kiefermuskulatur oder eitrige Zahnherde können ebenfalls Ursache für Kopfschmerzen sein. Daneben führt die Massage dieser Zone zu einer Entspannung der Kau- und Gesichtsmuskulatur, was allein bereits sehr wohltuend wirkt.

Achten Sie bei Kopfschmerzen oder Migräne bewusst auf regelmäßige Entspannung.

- Ebenfalls ein Körperteil, das häufig zu Kopfschmerzen führen kann: die Wirbelsäule. Sie finden die Reflexzonen der gesamten Wirbelsäule entlang der Innenkanten beider Füße.
- Anschließend können Sie auch hier den Solarplexus beruhigen, indem Sie mit dem Daumen an beiden Füßen gleichzeitig einige Sekunden lang tief in die entsprechende Zone eindrücken. Sie fördern damit die Entspannung im gesamten Organismus.
- Bei Kopfschmerzen und insbesondere bei Migräne ist eine regelmäßige und umfassende Entspannungsphase im Alltag eine grundlegende Therapieform. Deshalb empfiehlt sich bei diesen Menschen immer wieder die Anwendung einer kompletten Wohlfühlmassage. Wie Sie diese durchführen, sehen Sie im Einzelnen im letzten Kapitel dieses Ratgebers (s. S. 87 ff.).
- Am Ohr gibt es zusätzlich dazu einen ganz wesentlichen Bereich: den Analgesie-Punkt. Durch die Massage dieses Punktes erreichen Sie eine hilfreiche Schmerzlinderung im gesamten Organismus. Der Analgesie-Punkt ist darüber hinaus sehr einfach zu finden: Er befindet sich am tiefsten Punkt des Ohrläppchens. Drücken Sie ihn von unten mit der Zangentechnik einige Sekunden lang.

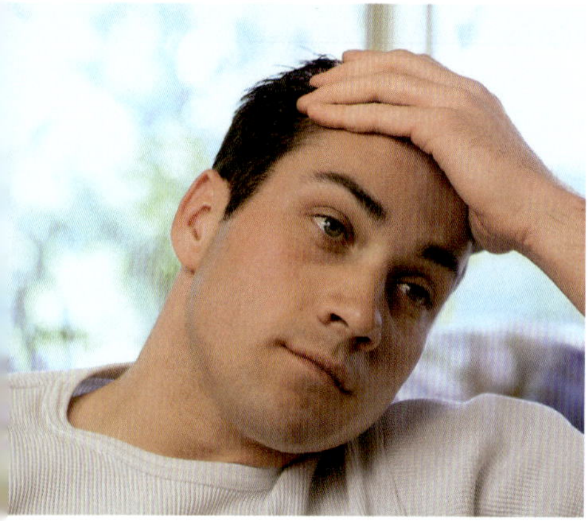

Tinnitus

Warum das Pfeifen, Klingeln oder Brummen im Innenohr auftreten kann, ist noch nicht endgültig geklärt. Dass das ständige Geräusch im besten Falle lästig ist, kann jeder Betroffene sicherlich bestätigen. Im schlimmsten Fall kann es sogar soweit führen, dass Alltagstätigkeiten nicht mehr verrichtet werden können und das tägliche Leben zur Qual wird.

Mit der Reflexzonenmassage können Sie auch hierbei wertvolle Hilfestellung bieten. Massieren Sie jeweils auf der Körperseite, an der der Tinnitus vorhanden ist. An den Füßen aktivieren Sie die Reflexzonen des Ohres. Diese liegen im Bereich der mittleren Zehen. Massieren Sie den Übergang zwischen Zehen und Zehenballen und auch das kleine Gebiet zwischen diesen beiden Zehen.

Hier kommt eine sehr wichtige Reflexzone zum Einsatz: der Solarplexus-Punkt an den Händen.

Analog dazu finden Sie an den Händen den Bereich der Ohren: Hier sollten Sie das Gebiet zwischen dem kleinen Finger und dem Ringfinger aktivieren. Greifen Sie hierbei mit der Zangenbewegung die „Schwimmhaut“, die sich in diesem Bereich befindet, und massieren Sie diese kräftig. Außerdem gibt es einen zweiten sehr wichtigen Bereich an der Hand: die Solarplexus-Zone, die Sie bereits an den Füßen kennengelernt haben. Bei Tinnitus sollten Sie diesen Punkt eher an der Hand behandeln, da die Hände einen unmittelbareren Bezug zum Kopf besitzen als die Füße. Sie finden die Solarplexus-Zone genau in der Mitte der Handfläche. Drücken Sie diese auf der betroffenen Seite und halten den Druck einige Sekunden bis Minuten.

Darüber hinaus gibt es auch an den Ohren verschiedene Reflexpunkte, die bei Tinnitus hilfreich sein können. Nehmen Sie hierzu bitte Ihre Landkarte der Ohren zu Hilfe, um die entsprechenden Punkte aufsuchen zu können (s. S. 34 f.). Massieren Sie mit kreisenden Bewegungen Ihres Zeigefingers folgende Punkte: Omega-Hauptpunkt, Vegetativum I, Vegetativum II, Polster-Punkt sowie Jérôme-Punkt. Alle diese Punkte wirken ausgleichend und harmonisierend auf den gesamten Organismus.

Stoffwechsel und Übergewicht

Das Thema Stoffwechsel ist sowohl in der Schulmedizin als auch in der Naturheilkunde sehr komplex. Der menschliche Organismus ist mit mehreren Organen am Stoffwechsel beteiligt. Ein Prozess, der ständig abläuft und sehr viele einzelne Bausteine in sich vereint. Dieses Zusammenspiel einer Vielzahl kleinster einzelner Faktoren macht einen Eingriff von außen in dieses umfassende System so schwierig. Dabei spielen z.B. der Energiehaushalt, der Energiebedarf, das Hormonsystem, die Verdauungsorgane, die Leber sowie sogar das Immunsystem und die Psyche des Menschen eine überaus wichtige Rolle.

Im Rahmen der Reflexzonenmassage sind trotz dieses vielschichtigen Hintergrundes einige Zonen bekannt, die wesentlichen Einfluss auf den Stoffwechsel besitzen. Auch das damit oft verbundene Übergewicht – ein vermehrtes Problem unserer Zeit – kann meist positiv beeinflusst werden. Allerdings reicht es hier sicherlich nicht aus, die Reflexzonenmassage regelmäßig und korrekt durchzuführen, falls die Lebensumstände wie Ernährungsgewohnheiten, körperliche Bewegung oder psychischer Hintergrund nicht geändert werden können.

Mit der Reflexzonenmassage können Sie die Gewichtsabnahme sehr wirkungsvoll unterstützen.

Diese Zonen können Sie dazu mit der Reflexzonenmassage aktivieren:
- An den Füßen stimulieren Sie am besten die Bereiche der Hypophyse, der Schilddrüse sowie der Nebenniere. Diese drei wichtigen Hormondrüsen spielen auch beim Stoffwechsel eine wichtige Rolle und sollten in diesem Falle angeregt – nicht beruhigt – werden.
- An der linken Daumenkuppe befindet sich die Zone der Willenskraft. Um Übergewicht konsequent abzubauen, ist die Aktivierung dieses Bereiches sicherlich überaus hilfreich.
- An den Ohren befinden sich zu diesem Thema zwei ganz besondere Punkte: Der Frustrations-Punkt sowie der Punkt der Begierde. Beide spielen bei der Gewichtsabnahme oft eine sehr wichtige Rolle.

Stärkung des Immunsystems

Das menschliche Immunsystem ist ein ineinandergreifendes Zusammenspiel von vielen einzelnen Abwehrfaktoren. Neben den weißen Blutkörperchen sind an der Immunabwehr die Milz, die Thymusdrüse, die Lymphbahnen und sogar der Darm mit seiner normalen Bakterienbesiedelung wesentlich beteiligt. Diese Organe sollten Sie bei der Reflexzonenmassage aktivieren.

Die Reflexzone für die Milz finden Sie am linken Fuß (die Milz liegt in der linken Körperhälfte), etwa in der Mitte der Fußsohle, jedoch eher in Richtung Fußaußenseite verlagert. Die Thymusdrüse befindet sich an der Innenseite beider Füße, etwa in Höhe der Zehenballen des großen Zehs. Und schließlich sollten Sie den Darm massieren. Seine Reflexzone liegt relativ großflächig an beiden Füßen im Bereich oberhalb der Fersenregion.

Menstruationsstörungen und PMS

Ungefähr jede zweite Frau ist davon betroffen: Stimmungsschwankungen, Heißhunger, Kopfschmerzen und Wassereinlagerungen, die dann auch noch zur Gewichtszunahme führen können. All diese Symptome zusammengenommen bezeichnet man als Prämenstruelles Syndrom (PMS). Die Medizin kennt bis zu 100 verschiedene Symptome, die zu diesem Begriff hinzugezählt werden und durch massive Hormonschwankungen etwa eine Woche vor der Regel ausgelöst werden.

Dieses Phänomen und weitere Störungen der Menstruation können Sie mithilfe der Reflexzonenmassage sehr gut in den Griff bekommen. Vielleicht nehmen Sie den Zyklus als Anlass für eine regelmäßige Wohlfühlmassage, bei der Sie vorbeugend darauf einwirken können.

Bei der Massage der einzelnen Zonen gibt es hier eine Besonderheit: Beginnen Sie mit dem Massieren zunächst am Außenknöchel und arbeiten Sie sich von dort in einer Linie am Fußrücken in Richtung Innenknöchel vor, bis Sie dort angekommen sind. Auf dieser Linie zwischen Außen- und Innenknöchel liegt der Eileiter. Im Bereich des Außenknöchels sind die Zonen der Eierstöcke vorhanden. Am Innenknöchel liegt das Gebiet der Gebärmutter. Achten Sie hierbei besonders darauf, sedierend zu massieren. Selbstverständlich können Sie auch zusätzlich die Beruhigung über die Solarplexus-Zone durch führen.

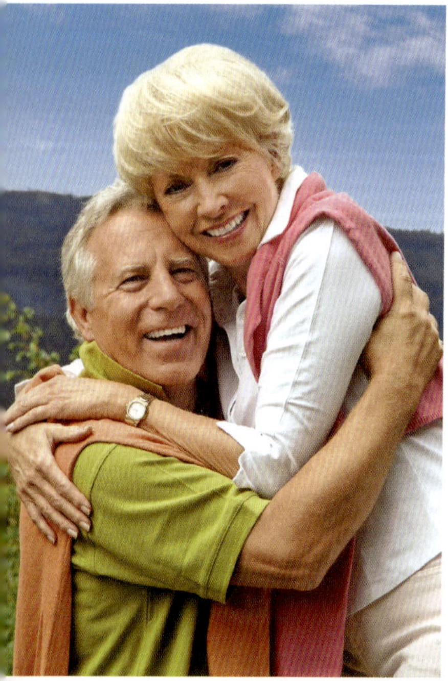

Wechseljahresbeschwerden

Auch hier können Sie mit der Reflexzonenmassage wertvolle Hilfestellung leisten. Die Reduzierung der Fruchtbarkeit geht oft einher mit unterschiedlichen körperlichen und psychischen Veränderungen. Deshalb ist es wichtig, nicht nur stur nach einem vorgegebenen Schema zu massieren, sondern entsprechend den vorhandenen Erscheinungen unterschiedliche Reflexzonen entweder zu beruhigen oder auch zu aktivieren. So können z.B. Kopfschmerzen oder Rückenbeschwerden auftreten, die Sie an den jeweiligen Zonen lindern können. Falls der Blutdruck steigt, massieren Sie die Bereiche des Herz-Kreislauf-Systems. Oder massieren Sie verschiedene Punkte an den Ohren, falls Unruhe oder Nervosität dazukommen, ebenso wie den Solarplexus-Punkt an Händen (s. S. 31 f.) oder Füßen (s. S. 27).

Daneben können Sie natürlich auch speziell die Zonen der Fortpflanzungsorgane an den Füßen massieren. Diese finden Sie in der Fersenregion der Fußsohle sowie am Fußrücken im Bereich zwischen Innen- und Außenknöchel.

Verdauungsstörungen

Verdauungsbeschwerden zählen zu den häufigsten körperlichen Störungen überhaupt. Ihre Ausprägung und der Ort des Geschehens können dabei aber im Einzelfall sehr unterschiedlich sein: Angefangen bei Übelkeit, Erbrechen, Durchfall über Verstopfung, Blähungen oder eine Magenverstimmung durch zu reichliches oder verdorbenes Essen bis hin zu einer Magenschleimhautentzündung oder weiteren Erkrankungen des Verdauungssystems.

Aufgrund dieser Vielzahl kommen auch hier unterschiedliche Zonen infrage, die Sie massieren sollten. Diese Zonen breiten sich an der Fußsohle in dem Gebiet zwischen der Solarplexus-Zone und dem Fersenbereich flächig aus. Hier finden Sie die einzelnen Organzonen, die Sie bei der Massage ansprechen sollten: Der Magen mit den Anteilen Mageneingang und -ausgang, Bauchspeicheldrüse, Dünndarm und Dickdarm (mit einem aufsteigenden, einem quer liegenden und einem absteigenden Anteil). Außerdem sollten Sie in manchen Fällen die Zone der Leber und der Gallenblase berücksichtigen. Diese befinden sich beide nur am rechten Fuß. Ebenso ist an der rechten Fußsohle der Übergang zwischen Dünndarm zum Dickdarm vorhanden. An dieser Stelle befindet sich der sogenannte Blinddarm mit seinem Wurmfortsatz, der sich bei der Blinddarmentzündung oft schmerzhaft bemerkbar macht. Die entsprechende Reflexzone am Fuß können Sie natürlich ebenfalls massieren. Bitte achten Sie dabei darauf, dass Sie auf diese Zone nur beruhigend einwirken.

Gerade bei den Verdauungsorganen sollten Sie die Landkarten zur Orientierung verwenden.

Bluthochdruck und zu niedriger Blutdruck

Auch hiervon sind immer mehr Menschen betroffen. Ein zu hoher Blutdruck verursacht i. d. R. leider ernstere Folgeerkrankungen als ein zu niedriger Blutdruck. Aus diesem Grund sollte ein bestehender Bluthochdruck grundsätzlich umfassend und sorgfältig behandelt werden.

Die Ursachen sowohl für den Bluthochdruck als auch für einen zu niedrigen Blutdruck sind sehr vielfältig und können in vielen Fällen nicht eindeutig festgestellt werden. Im Körper sind verschiedene Organe in der Lage, den Blutdruck zu beeinflussen. Aus diesem Grund ist es bei diesen Störungen ebenfalls notwendig, mehrere Reflexzonen ins Auge zu fassen. Nahe liegend ist natürlich die Zone des Herzens. Sie finden sie an beiden

Füßen etwas unterhalb der großen Zehe am Fußballen. Die Herz-Zone ist am linken Fuß etwas größer ausgebreitet als am rechten Fuß. Zusätzlich zu dieser Zone kommen z.B. auch die Bereiche der Hypophyse, der Nieren oder der Nebennieren infrage.

Massieren Sie bei zu hohem Blutdruck bitte grundsätzlich nur sedierend und sehr sanft. Bei einem zu niedrigen Blutdruck kann die Massage jedoch durchaus etwas kräftiger und aktivierender erfolgen. Bei einem zu hohen Blutdruck können Sie natürlich wiederum zusätzlich den Beruhigungsgriff an der Solarplexus-Zone anwenden.

Außerdem gibt es noch eine spezielle Massagetechnik, die sich für die Behandlung eines zu niedrigen Blutdrucks ebenso eignet wie zur Therapie eines zu hohen Blutdrucks: Tasten Sie am Fußrücken die fünf Mittelfußknochen. Legen Sie Ihre Finger jeweils in die Rinne zwischen diesen einzelnen Knochen und bewegen nun Ihre Finger mit etwas Druck vom Sprunggelenk in Richtung Zehen in diesen Rinnen entlang. Wiederholen Sie dies einige Male hintereinander. An den Händen können Sie diese Bewegung in der gleichen Weise anwenden, wobei hier die Rinne zwischen Daumen und Zeigefinger etwas kürzer ist.

Verspannungen und Rückenschmerzen

Unangenehme Verspannungen der Muskulatur treten im stressigen Alltagsleben sehr häufig auf. Oft ist dies ein Anzeichen des enormen Drucks, unter dem der Betroffene leidet. Umso wichtiger ist auch hier eine wirkungsvolle Entspannung – z.B. durch eine regelmäßige Wohlfühlmassage. Folgende Zonen können Sie dabei massieren, um spürbar Erleichterung zu schaffen:

- Allen voran sollten Sie die Beruhigungstechnik an der Solarplexus-Zone durchführen. Eine grundsätzliche Entspannung des gesamten Organismus löst bereits die meisten Verspannungen und vermeidet weitere Anspannungen.
- Anschließend massieren Sie die Bereiche des Kopfes, des Nackens sowie der Schultern, jeweils an beiden Füßen. Achten Sie hierbei auf eine eher sanfte und beruhigende Massage.
- Nun gehen Sie an der Innenseite der Füße die Zone der Wirbelsäule entlang: von der Steißbeinregion bis zur Halswirbelsäule. Beginnen Sie an der Innenseite der Ferse und massieren Sie die gesamte Strecke des Fußes bis hinauf zur großen Zehe. Nehmen Sie sich hierfür ruhig etwas mehr Zeit. An manchen Stellen verweilen Sie vielleicht einige Minuten mit der Sedierungstechnik, sodass sich die Rückenschmerzen nun endlich auflösen können.

Lassen Sie sich überraschen, wie wunderbar die Reflexzonenmassage gegen Verspannungen wirkt.

Von oben bis unten: Wie eine komplette Wohlfühlmassage aussieht

Was gibt es wohl Schöneres, als bei einem anderen Menschen tiefe Entspannung zusammen mit einem Gefühl des Wohlbefindens und der Geborgenheit entstehen zu lassen? In unserer stressbelasteten Zeit wird die Fähigkeit zur Entspannung und des Wohlfühlens sicher immer wichtiger. Stressbedingte Krankheiten sind leider immer weiter auf dem Vormarsch. Umso angenehmer ist es, wenn Sie durch die Reflexzonenmassage einen wohltuenden Ausgleich zum hektischen Alltag schaffen können – und dies auf eine sehr einfache, aber besondere Weise.

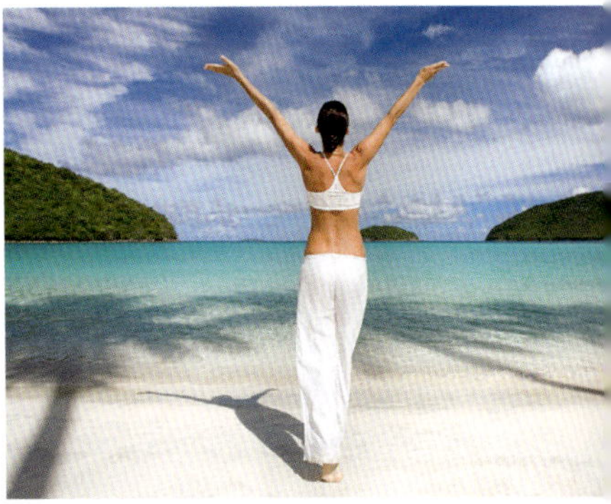

Bei der Wohlfühlmassage setzen Sie, ebenso wie bei der Behandlung einzelner Beschwerden, die Grundtechniken und die zusätzlichen Handgriffe ein. Auch hier sind keine starre Reihenfolge und kein einheitliches Vorgehen vorgeschrieben. Lassen Sie sich vielmehr von Ihrem eigenen Gefühl leiten. Im Folgenden sehen Sie einen Vorschlag für einen möglichen Ablauf einer kompletten Wohlfühlmassage an den Füßen. Die Anleitung ist in zehn Schritte aufgeteilt. Somit können Sie die Massage an den Füßen sozusagen Schritt für Schritt ausführen. Selbstverständlich können Sie die Massage ebenso an den Händen oder an den Ohren durchführen.

TIPP

Jetzt benötigen Sie die Landkarten der Füße

Nehmen Sie zur Wohlfühlmassage bitte die Landkarten der Reflexzonen zur Hand, um sich daran orientieren zu können. Allerdings gibt es hier eine kleine Besonderheit: Die Karten, die Sie z. B. im Internet finden, sind nicht immer identisch. Je nach Karte gibt es kleine individuelle Abweichungen der einzelnen Zonen. Lassen Sie sich dadurch aber nicht verunsichern. Je mehr Übung Sie nach und nach haben, desto leichter wird es Ihnen fallen, ganz intuitiv die richtigen Zonen zu finden – und schließlich sogar ohne Landkarte.

Schritt 1: Frischer Wind in Kopf und Gehirn

Im ersten Abschnitt der Wohlfühlmassage bringen Sie Bewegung in die Reflexzonen von Kopf und Gehirn. An den Füßen Ihres Massagepartners bearbeiten Sie in diesem Bereich die Zehenunterseite beider Füße. Setzen

Sie dabei am besten die Daumenbewegung, die Zeigefingerbewegung oder auch die Zangentechnik mit Daumen und Zeigefinger ein. Vergessen Sie bitte nicht die Stütztechnik. Gerade im Bereich der Zehen ist diese sehr wichtig. Beginnen Sie an den großen Zehen und massieren Sie der Reihe nach jeden einzelnen Zeh.

Sie können diese Schritte natürlich auch analog dazu an den Händen durchführen.

Im Bereich der Zehen massieren Sie die Zonen von der Schädeldecke bis hinunter zum Hals. Hier sprechen Sie das Großhirn, das Kleinhirn sowie den Hirnstamm an. Etwa in der Mitte beider großen Zehen finden Sie das Areal des Hypothalamus und der Hypophyse. Dies sind wichtige Teile des Gehirns, die gleichzeitig als Hormondrüsen fungieren. Beide Hormondrüsen steuern wiederum sämtliche weitere Hormondrüsen des Körpers. Somit spielen Sie eine sehr wichtige Rolle, um den Organismus im Gleichgewicht zu halten. Bei der Wohlfühlmassage sollten Sie hierauf vermehrt Gewicht legen. Gut geeignet ist hierfür v.a. die Technik der Kreisbewegung. Ebenfalls an der großen Zehe gelegen ist der Bereich des Hirnstammes (am äußeren Rand der großen Zehe). In diesem Abschnitt des menschlichen Gehirns befinden sich die Steuerzentralen aller automatisch ablaufenden Körpervorgänge, wie z.B. die Kontrolle über den Herzschlag, die Atmung, die Blutgefäßweite uvm. Auch dieses Gebiet des Hirnstamms sollte im Rahmen der Wohlfühlmassage Beachtung finden. Durch die Harmonisierung dieser Zonen erreichen Sie schnell und wirkungsvoll eine merkliche Entspannung des Organismus.

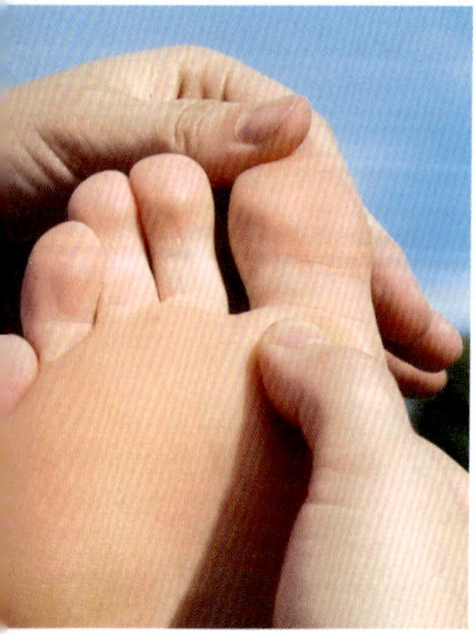

An den Zehen befindet sich eine zusätzliche, sehr wichtige Zone für die Wohlfühlmassage: der Bereich, an dem die Zehen in den restlichen Fuß übergehen. Sie erreichen damit wiederum einen Übergang, und zwar vom Kopf zum restlichen Körper. Hier spiegelt sich die Halsregion wider. Oft entstehen unangenehme oder schmerzhafte Verspannungen genau in dem Bereich von Hals und Nacken. Ein wichtiger Muskel, der sogenannte Schulterhebermuskel, breitet sich hier vom Hinterkopf bis hinunter in den Rücken und über die Schultern aus. Wenn Sie die einzelnen Zehenübergänge beider Füße von der großen bis zur kleinen Zehe nacheinander massieren, bewirken Sie eine Lösung dieses Muskels. Die Folge ist eine spürbare und sehr angenehme Entspannung des Nackens.

Der Bereich der Zehen und der Zehenübergänge ist geradezu eine Schatzkiste für die Wohlfühlmassage. Neben diesen genannten Bereichen liegt hier die Zone für die Schilddrüse und für die Nebenschilddrüsen. Beides sind Organe, die sich im Halsbereich befinden, und als Hormondrüsen Auswirkungen auf den gesamten Organismus haben. Sind diese Bereiche

Shiatsu – eine besondere Form der Reflexzonenmassage?

Shiatsu wurde ursprünglich zunächst im Rahmen der Traditionellen Chinesischen Medizin (TCM) angewandt, bis es schließlich nach Japan gelangte und dort mit bestehenden Massage- und Therapieformen kombiniert wurde.

Wie funktioniert Shiatsu?

Wörtlich übersetzt bedeutet Shiatsu „Fingerdruck“. Allerdings ist dieser Ausdruck sehr untertrieben. Denn in dieser fernöstlichen Massagetechnik kommt z. T. das gesamte Körpergewicht zum Einsatz, um die Massage durchzuführen. Hierbei wird meist neben den Fingern mit dem Handballen, den Ellenbogen oder sogar mit den Knien oder den Füßen massiert. Die Person, die massiert wird, liegt meist mit einer Matte am Boden, sodass der Therapeut optimalen Druck ausüben kann.

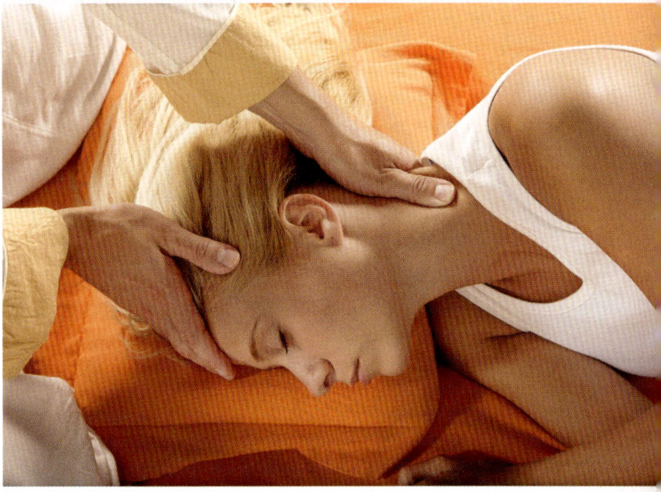

Auch wenn es so aussieht: Shiatsu hat nichts mit brachialer Gewalt zu tun. Es handelt sich dabei um eine sehr einfühlsame Methode, bei der sehr sanft und aufmerksam vorgegangen wird. Das intuitive Erspüren von bestimmten Zuständen spielt bei dieser Technik eine sehr wichtige Rolle. Gemäß der fernöstlichen Lehre kann eine Krankheit entstehen, wenn sich verschiedene Bereiche nicht in einem ausgewogenen Verhältnis befinden.

Der Hintergrund

Ebenso wie die Reflexzonenmassage geht diese Methode davon aus, dass sich im Körper ein Geflecht von Energiebahnen befindet – die Meridiane. Über einzelne Punkte wird die Energie (im asiatischen Sprachgebrauch „Qi“ genannt) in diesen Energiebahnen in Fluss gebracht. Auch dies stellt eine Gemeinsamkeit mit der Reflexzonenmassage dar. Allerdings, und hier unterscheiden sich die beiden Methoden, wird bei der Shiatsu-Technik zusätzlich entlang der Meridianverläufe massiert, nicht nur punktuell an den Anfängen der Energiebahnen.

gestört, kommt der Organismus mehr und mehr aus dem Gleichgewicht. Durch die Massage dieser Bereiche erreichen Sie eine Harmonisierung dieser wichtigen Organe. Die Reflexzonen für die Schilddrüse und die Nebenschilddrüsen liegen unterhalb der drei Zehen (großer Zeh, „Zeigezeh" und mittlerer Zeh).

Und noch eine Zone gibt es hier: den Bereich der Nasennebenhöhlen. Rund um die Nasenhöhle sind im knöchernen Schädel verschiedene Aussparungen vorhanden, die über kleine Gänge mit der Nasenhöhle verbunden sind. Oft kann es vorkommen, dass diese Gänge durch Schleim und Sekret verschlossen sind, was zur sogenannten Nebenhöhlenentzündung führt. Die Massage der entsprechenden Reflexzonen beugt dieser Krankheit vor und trägt somit wesentlich zum Wohlgefühl bei. Die Zonen der Nasennebenhöhlen befinden sich an jeder Zehe etwa im Bereich des ersten Zehengliedes (unter dem Zehennagel an der Fußsohle gelegen).

Schritt 2: Wie unten so auch oben – die Zehenoberseite

An der Zehenoberseite finden sich im Grunde die gleichen Reflexzonen wie an der Zehenunterseite. Massieren Sie die Oberseite jeder einzelnen Zehe trotzdem sorgfältig mit. Sie aktivieren hierdurch v. a. die Bereiche des Gehirns sowie des Halses und Nackens. Außerdem erreichen Sie hierüber die Zonen für Zahnfleisch und Zähne.

Das alltägliche „Durchbeißen" hat häufig Verspannungen in der Kiefermuskulatur zur Folge.

Eine weitere wichtige Zone sollten Sie hier nicht übersehen: Der Bereich für Ober- und Unterkiefer sowie für das Kiefergelenk. Im Alltag kommt es hier immer wieder zu folgenschweren Verspannungen, was sich anschließend weiter als Kopfschmerz zeigen kann. Die Massage dieser Zonen gehört deshalb zu einer Wohlfühlmassage grundsätzlich dazu. Sie finden diese Gebiete hauptsächlich im Bereich der innenliegenden Zehen zum Fußrücken (im Bereich der Zähne).

Verwenden Sie an der Oberseite der Zehen am besten die Zeigefingerbewegung oder die Zangenbewegung. In der Praxis hat es sich bewährt, dass Sie die einzelnen Zehen quer massieren. Achten Sie bitte auch hier wieder besonders auf die Stütztechnik.

Schritt 3: Verspannungen am Schultergürtel einfach wegmassieren

Diese Körperregion ist geradezu prädestiniert für Verspannungen und schmerzhafte Muskelverhärtungen: der Schultergürtel mit den Schultergelenken, den Schulterblättern und dem Übergang zum Nacken. Durch die

Massage der entsprechenden Reflexzonen können Sie genau diese Gebiete wirkungsvoll lockern und entspannen. Eine wahre Wohltat nicht nur für den Rücken allein, sondern für den gesamten Menschen!

INFO

Der obere Rücken ist dreifach vertreten

Für die Körperbereiche des Schultergürtels und des oberen Anteils des Rückens gibt es am Fuß drei verschiedene Reflexzonen, die Sie massieren sollten. Sie finden diese Bereiche am Zehenansatz und an den Zehenballen (s. S. 26 f.).

- *Der Schultergürtel verläuft quer über die gesamte Breite des Körpers. Den Bereich der Schulter findet man auf den beiden Fußsohlen am äußeren Rand oben in Richtung der kleinen Zehen.*
- *Das Schultergelenk liegt jeweils an der Außenseite beider Füße unterhalb des kleinen Zehs an dem kleinen tastbaren Höcker, der den Fußballen des kleinen Zehs bildet. Das rechte Schultergelenk bearbeiten Sie am rechten Fuß, das linke dementsprechend am linken Fuß. Da dies verhältnismäßig kleine Bereiche sind, erzielen Sie hier die besten Ergebnisse mit der Kreisbewegung.*
- *Ein weiteres wichtiges Gebiet ist die Halswirbelsäule. Sie wird aus insgesamt sieben Wirbeln gebildet, die das Gewicht des Kopfes tragen und nach unten anschließend in die Brustwirbelsäule übergehen. Die ersten beiden Halswirbel sind für die Beweglichkeit des Kopfes verantwortlich. Den siebten Halswirbel am Übergang zur Brustwirbelsäule erkennt man deutlich, wenn man den Rücken von hinten betrachtet. Dieser Wirbel ist etwas hervorstehend und bildet dadurch einen sicht- und tastbaren Vorsprung. Hier wird wiederum ein grundlegendes Gesetz der Reflexzonenmassage deutlich: Strukturen, die in der Mitte des Körpers liegen, sind an den Füßen (und auch an den Händen) an der Innenseite beider Füße abgebildet. Somit finden Sie die Reflexzonen der Halswirbelsäule an beiden Füßen jeweils an der Innenkante des Fußes, in etwa neben dem Bereich des Nackens gelegen.*

Schritt 4: Eine kurze Erholung für die Füße und für Ihre Hände zwischendurch!

Die Füße Ihres Massagepartners würden es jetzt sicherlich begrüßen, wenn sie selbst etwas entspannen dürften. Wenden Sie einfach einige zusätzliche Handgriffe an, wie z.B. verschiedene Lockerungsübungen. Lassen Sie die Füße vielleicht im Sprunggelenk kreisen oder führen Sie entspannende Kreisbewegungen mit den einzelnen Zehen durch.

Und auch auf Ihre Hände sollten Sie achten. Schütteln Sie sie einfach mal wieder aus. Lockern Sie Ihre Hände. Und wie geht es Ihrem Rücken? Sind die Schultern hochgezogen oder lassen Sie sie entspannt hängen?

Schritt 5: Systematisch am Fußballen entlang

Nun können Sie in einzelnen Schritten komplett den Fußballen Ihres Massagepartners durchwandern. Massieren Sie in einzelnen Bahnen immer wieder von unten nach oben mithilfe der Daumenbewegung das Gebiet des Fußballens durch. Beginnen Sie auf der Großzehenseite und bearbeiten Sie dieses Gebiet jeweils in Daumenbreite bis hin zur Kleinzehenseite durch. Durch diese Bewegungen erreichen Sie in erster Linie die Gebiete des Brustkorbes, der Lunge, des Herzens und des Zwerchfells.

Das Zwerchfell ist der größte Atemmuskel des Menschen. Falls wir im Alltag gestresst und verspannt sind, verkrampft sich auch dieser Muskel meist und behindert dadurch das tiefe befreiende Einatmen. Indem Sie das Zwerchfell über die entsprechende Reflexzone lockern, erreichen Sie eine sehr tief greifende Harmonisierung der Atemfunktion. Dies sollte bei keiner Wohlfühlmassage fehlen.

Schritt 6: Die Zentrale der Entspannung – der Solarplexus

Der Solarplexus – oder auch Sonnengeflecht genannt – befindet sich im Körper in etwa zwischen Zwerchfell und Bauchnabel. Die Schulmedizin

INFO

Der Entspannungsgriff am Solarplexus

Mit der Massage des Solarplexus bewirken Sie eine wohltuende Entspannung und Harmonisierung praktisch auf allen Ebenen des Körpers. Dies ist ein sehr zentraler Punkt in der Reflexzonenmassage. Dadurch normalisieren sich alle Körperfunktionen. Die Energieflüsse des gesamten Organismus kommen dadurch wieder ins Gleichgewicht. Anspannungen fallen ab, der Atemrhythmus fließt wieder ruhig und gleichmäßig und sogar der Schlaf wird tiefer und erholsamer.

Sie können den Entspannungsgriff während der Reflexzonenmassage zwischendurch immer mal wieder einbauen. Sie können mit diesem Griff die Massage beginnen oder auch beenden. Auch bei der Massagetechnik gibt es hier eine Besonderheit: Sie üben mit Ihrem Daumen punktuellen Druck auf den Bereich des Solarplexus aus, ohne dass Sie den Daumen dabei bewegen. Drücken Sie ruhig etwas tiefer – aber immer so, dass es für Ihren Massagepartner angenehm bleibt. Die Zone des Sonnengeflechtes finden Sie im Grunde in der Mitte des Fußes.

weiß, dass es sich beim Solarplexus um ein wichtiges Nervengeflecht handelt. Hier befindet sich eine Ansammlung von mehreren Nervenverläufen, die die innere Organtätigkeit steuern. Auch die Naturheilkunde und die Alternativmedizin kennen das Sonnengeflecht als Ort mit weitreichender Bedeutung. Oft wird dieses Nervengeflecht auch als – zumindest energetische – Körpermitte angesehen.

Schritt 7: Am Längsgewölbe an den Bauchorganen entlang

An den Füßen befindet sich hier ein relativ großer Bereich, den Sie nun mit systematischen Daumenbewegungen massieren können: von der Ferse bis hin zum Rand des oben beschriebenen Solarplexus. Neben den Verdauungsorganen befinden sich hier auch die Nebennieren. Dies sind wichtige Hormondrüsen des Körpers, die u.a. für den Energiehaushalt des Organismus verantwortlich sind – wiederum Bereiche, die zu einer Wohlfühlmassage unbedingt dazugehören. Auch die beiden Nieren liegen, jeweils an beiden Füßen, in dieser Zone. Die Nieren sind zuständig für die Ausscheidungsfunktion von Schadstoffen und körpereigenen Abbauprodukten. Durch die Aktivierung dieser Bereiche regen Sie das Ausschwemmen von schädlichen Stoffen effektiv an, der Körper kann sich dadurch verstärkt reinigen. Zusätzlich zur normalen Daumenbewegung können Sie im Bereich der Fußwurzelknochen auch die oben beschriebenen Schaukelbewegungen durchführen. Dies ist gerade in diesem Areal sehr entspannend.

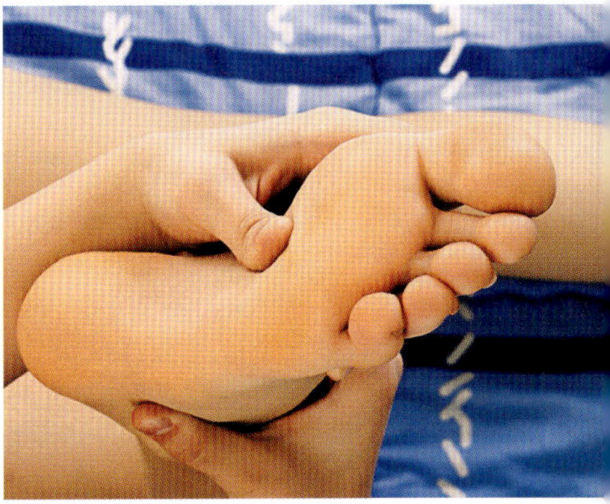

Schritt 8: An der Fußinnenseite verläuft die Wirbelsäule

Auch dies ist ein wichtiger Schritt in die Entspannung: die Massage der kompletten Wirbelsäule. Sie hat die Aufgabe, das Körpergewicht gleichmäßig zu verteilen und somit den aufrechten Gang des Menschen zu gewährleisten. Dadurch ist sie im Alltag ständig enormen Belastungen ausgesetzt. Die Wirbelsäule liegt genau in der Körpermitte. Somit ist sie auch an den Füßen jeweils an der Innenseite beider Füße zu finden. Die Reflexzonen beginnen hier an den Fersen als Abbild der Steißbeinregion, also dem unteren Ende der Wirbelsäule. Gehen Sie hier mit der Daumentechnik von der Ferse aus systematisch nach oben. Sie erreichen nach der Steißbeinregion das Gebiet des Kreuzbeines. Dies ist der Bereich, an dem der knöcherne Beckengürtel und die Wirbelsäule gelenkig miteinander verbunden sind. Durch die Massage der entsprechenden Reflexzone können Sie hier häufig vorhandene Blockaden wirkungsvoll auflösen, sodass sich dadurch eine spürbare Beweglichkeit für Ihren Massagepartner ergibt. Anschließend gelangen Sie zur Lendenwirbelsäule. Dieser Bereich ist an der Innenkante des Fußes in etwa in der Mitte des Fußes zu finden. Daran schließt sich die Brustwirbelsäule an. Sie erstreckt sich ebenfalls an den beiden Innenkanten ca. etwas oberhalb der Solarplexus-Zone. Der Übergang von Brustwirbelsäule zu Halswirbelsäule ist auch am Fuß deutlich gekennzeichnet. Hier befindet sich an den beiden Fußinnenseiten eine kleine seitliche Ausbuchtung, die die charakteristische Form des Fußes in diesem Bereich bildet. Oberhalb dieser Ausbuchtung, in Richtung Großzehe, befindet sich der Halswirbelbereich, den Sie bereits zu Anfang der Wohlfühlmassage kennengelernt haben. Massieren Sie die Halswirbelzone einfach nochmals mit der Daumenbewegung im Zuge der Wirbelsäulenmassage durch.

Schritt 9: Die Beckenorgane in der Fersenzone

Einen Anteil der Fußsohle haben Sie bisher noch nicht massiert: den Fersenbereich. Hier ist es notwendig, mit mehr Druck zu arbeiten, da die Ferse meist mit kräftigerem Bindegewebe ausgestattet ist. Um in tiefere Bereiche zu gelangen, können Sie besonders mit der Kreisbewegung des Daumens oder auch des Zeigefingers arbeiten. In der Fersenzone finden Sie die Organe des Beckens. Dies sind u.a. die knöchernen Anteile, wie z.B. die Beckenschaufeln, das Schambein oder das sogenannte Sitzbein. Eine Lösung der Anspannung in diesem Bereich ist meist sehr wohltuend, da der Beckengürtel beim aufrechten Gang sehr großen Belastungen ausgesetzt ist. Daneben befinden sich in der Fersenzone alle Beckenorgane. Dies sind in erster Linie der letzte Teil des Dickdarms, die Harnblase, die Harnleiter sowie bei der Frau Gebärmutter, Eileiter und Eierstöcke. Beim Mann erreichen Sie hier u.a. die Prostata. Neben diesen inneren Organen befindet sich an der Ferse zusätzlich die Zone für den Ischiasnerv. Dies ist ein großer Nervenstrang, der sich im Becken aufgabelt und weiter in die Beine zieht. Die Massage dieser Ischiaszone trägt ebenfalls wesentlich zu einer Entspannung bei.

Schritt 10: Krönender Abschluss – die Streichbewegungen

Vielleicht braucht Ihr Massagepartner noch etwas Zeit, um aus der Entspannung „aufzutauchen"?

Nachdem Sie nun die gesamten Füße massiert und Ihren Massagepartner dadurch in einen wunderbaren Entspannungszustand versetzt haben, können Sie nun die Wohlfühlmassage langsam abschließen, indem Sie die Streichbewegung einsetzen. Dies ist meist zusätzlich sehr wohltuend für die Füße selbst. Sie können die Streichbewegungen auch auf die Sprunggelenke oder sogar die Unterschenkel ausdehnen. Durch diese abschließenden Streichbewegungen bleibt beim Massierten ein letzter sanfter Hauch der Wohlfühlmassage erhalten.

Register

Bildnachweis

Wir bedanken uns bei allen Bildlieferanten, die uns durch die Bereitstellung von Abbildungen freundlicherweise unterstützt haben.

djd / deutsche journalisten dienste: djd / Ergo Direkt Versicherungen 14; djd / Gynokadin 17; djd / Ofa Bamberg 42; djd / Staatl. Fachingen 48; djd / djd 50; djd / www.augeninfo.de 68; djd / Protina 77; djd / Jentschura International 84
fotolia.com: foto ARts 7, 11, 53, 54; Thomas Kussmaul 9; detailblick 13; Ramona Heim 15; Vania (Hintergrundgrafik) 17, 40, 58, 68, 89; schwede-photodesign 36, 57; Renee Jansoa 38; MAXFX 40; claudia Otte 52; Nik 58; Kzenon 76; Elenathewise 80; fred goldstein 82; idreamphoto 87
iStockphoto.com: nicolas hansen 5; MorePixels 70; caitriona dwyer 88; Aifos 89; Photo GraphyKM 93
Oppenauer, Doris: Illustrationen